L'HOMŒOPATHIE,

OU

LA VÉRITÉ EN MÉDECINE,

Par F. Perrussel,

Docteur en médecine, ex chirurgien interne des hôpitaux de Lyon,
membre correspondant du cercle chirurgical de Montpellier,
des sociétés homœopathiques de Paris, Lyon, Leipsik, Liège, etc.

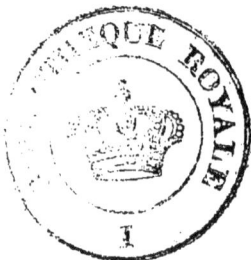

Quòusque tandem...

Nantes

IMPRIMERIE D'HÉRAULT, RUE DE GUÉRANDE, 3.

1843.

AU SAVANT ET PHILANTHROPE

COMTE DES-GUIDI, (à Lyon),

Doyen des Homœopathes Français,

DOCTEUR EN MÉDECINE, EX-INSPECTEUR DE L'ACADÉMIE DE LYON, ANCIEN PROFESSEUR DE MATHÉMATIQUES, CHEVALIER DE LA LÉGION D'HONNEUR, MEMBRE DE PLUSIEURS SOCIÉTÉS SAVANTES, ETC., ETC.

« A vous l'honneur immense d'avoir importé en France et propagé le
» premier la Médecine Homœopathique, à vous qui m'avez initié à cette
» Réforme, aidé de vos conseils, et qui m'honorez de votre paternelle
» amitié. »

« Mes hommages respectueux
» et mon éternelle reconnaissance. »

F. PERRUSSEL, D.-M.

AU SAVANT ET MODESTE

DOCTEUR JAHR (à Paris),

Auteur des meilleurs ouvrages manuels sur l'Homœopathie.

« Comme notre illustre maître, vous avez quitté votre mère-patrie pour
» notre belle France où se décide le sort des découvertes, vous avez doté
» les Médecins français des Manuels précieux à l'aide desquels seuls nous
» pratiquons depuis dix ans la Médecine nouvelle. Gloire à vous pour vos
» nobles travaux, et merci mille fois des conseils éclairés que vous m'avez
» prodigués aux jours heureux où j'ai eu le bonheur de vous posséder
» chez moi. »

« Croyez que je suis fier de l'amitié qui nous lie,
» et heureux de la reconnaissance que je vous dois. »

F. PERRUSSEL, D.-M.

ERRATA.

On voudra bien, en raison de la rapidité avec laquelle cet opuscule a été préparé, nous pardonner la négligence du style et les fautes typographiques presque inévitables en pareil cas.

———

Page 7, ligne 23, au lieu de *theze* lisez thèse.

Page 37, ligne 4, au lieu de *physiqus* lisez physique.

Page 38, ligne 25, au lieu de *quoiqu'elles* lisez quoiqu'ils.

Page 49, ligne 17, au lieu de *occupé de* lisez occupé à.

Page 127, ligne 11, au lieu de *homœopatiquement* lisez homœopathiquement.

Page 127, ligne 22, au lieu de *roi de Hanôvre* lisez roi de Hollande.

Page 151, ligne 9, au lieu de *père* lisez pères.

MA

PROFESSION DE FOI

MÉDICALE.

———————⋘∘◈∘⋙———————

Je ne me doutai guère, à l'époque de mes études mathématiques, de l'influence qu'auraient sur ma carrière médicale ces sciences abstraites ; je me souviens de m'être singulièrement prononcé, en 1828, contre l'ordre du ministre qui obligeait alors les étudiants en Médecine à subir leur examen du *baccalauréat ès-sciences ;* forcé d'obéir, je me conformai à la loi nouvelle, et je subis cet examen

1

après avoir revu bien des fois les théorèmes nombreux et difficiles des huit livres de la Géométrie de *Legendre*, la Trigonométrie, l'Algèbre entière et tous les éléments de Physique et de Chimie exigés par le Programme. Je sortis de cette rude épreuve avec les honneurs de la réussite, et, en véritable Lycéen de 18 ans, je fermai mes livres en jurant bien de ne plus les ouvrir.

En 1830, c'est-à-dire deux ans après, un nouvel ordre du ministre supprima cet examen, sans doute pour récompenser les étudiants de leur belle conduite pendant les journées de juillet; à cette nouvelle, je me pris à me désoler de m'être autant pressé, et de ne pouvoir ainsi profiter de ce privilége universitaire et royal; plus tard, dans le cours de mes études, je m'étais aussi demandé de quelle utilité pouvait être pour un Médecin, au lit du malade, la solution du *carré de l'hypothénuse* ou celle d'une *équation au deuxième degré;* il ne me semblait pas que l'art de guérir pût tirer de ces sciences abstraites un avantage réel. Et pourtant le fruit de tant de travaux sérieux, de méditations si profondes ne pouvait être perdu, et l'avenir devait m'en montrer bientôt toute l'importance.

Déjà, dix ans se sont écoulés depuis que le titre de Docteur m'a été octroyé en séance solennelle, et chaque jour j'ai pu me convaincre de la supériorité que donne, dans les études difficiles, dans les discussions ardues, la science des Euclide, des Pythagore, des Keppler, des Newton, etc. J'ai pu reconnaître avec quelle précision l'étude des mathématiques apprend à exposer les faits, à poser les questions pour en déduire des corollaires et en tirer des conséquences; j'ai vu qu'elle donnait à ses adeptes l'habitude de n'envisager les choses qu'à travers le prisme sévère de la logique, et ne leur permettait ainsi d'admettre que ce qui leur paraissait concluant et véridique.

Ainsi, pendant le cours de mes études médicales, j'examinai tour à tour avec la rigueur et la sévérité de la logique, les sciences que je devais successivement apprendre, et toutes celles qui me répondaient d'une manière claire et précise, captivaient à la fois mon esprit et mon cœur, et m'attiraient à elles avec un charme irrésistible. Telles furent : la Physique, la Chimie, l'Histoire Naturelle, l'Anatomie, la Physiologie, la Chirurgie même ; tandis que la Pharmacie, la Matière Médicale, la Thérapeutique restèrent long-temps pour moi, comme pour tous mes devanciers, des théories systématiques, douteuses, conjecturales, qui de tous temps avaient rendu la médecine incertaine, impuissante, et jeté de la défaveur et de la déconsidération sur la profession à laquelle je me destinais.

Si le doute dans les sciences et en matière religieuse est une position de l'âme froide et désespérante, on peut dire que certains esprits tendent à s'en affranchir et cherchent tous les moyens de trouver la vérité positive et consolante qui seule peut rendre heureux et féconds les efforts des philanthropes et des savants.

Mais ce qui toujours étonnera bien tuste-
ment les hommes sages et éclairés, c'est de
voir combien est petit le nombre de ceux qui
se dévouent à la cause sainte de la vérité, et
qui consacrent à la propagande d'une doctrine, leur vie, leur fortune et leurs affections
les plus chères.

Hélas! qui ne connaît la faiblesse de l'esprit humain? Qui ne sait l'étrange prédilection qu'il professe pour les choses reçues, et
qui de nous, ne connaît enfin l'empire
immense qu'exerce partout la puissance de
l'habitude, des préjugés et des faveurs! En
faut-il donc davantage pour séduire des
jeunes gens déjà fatigués d'apprendre, et fort
peu désireux de dépasser leurs maîtres en
habileté et en conscience!.... Quoique tous
aient passé par de rudes examens, bien peu
ont eu le bonheur d'acquérir par l'étude
avancée des mathématiques cette espèce de
seconde vue qui, dans tout le cours d'une
carrière scientifique, donne cette précieuse
faculté d'estimer les choses à leur juste valeur,

et de discerner toujours les doctrines fausses de celles qui ont le cachet évident de la vérité.

Sans doute, et je ne crains pas de le dire, je serais resté comme tous mes nombreux condisciples, fort amoureux des routines du passé, si je n'avais pas acquis, mieux qu'eux, cet amour du vrai et du rationnel que m'a donné le goût que j'ai toujours eu pour l'étude des sciences exactes ; et, comme on pourra en juger dans le cours de cette brochure, il m'aurait fallu ignorer les règles les plus simples de la logique pour résister à l'évidence de la supériorité que l'on reconnaît bien vite à la nouvelle Médecine sur l'ancienne.

Pourquoi donc tant de jeunes Médecins, tout aussi instruits, aussi bien titrés que moi ne sentent-ils pas le besoin d'abandonner les maximes du passé, et de se livrer à l'étude sérieuse, longue et difficile de la nouvelle doctrine ou réforme médicale ? Il faut bien le dire, presque tous, désireux de mettre en pratique les leçons de leurs maîtres, et pleins d'espoir dans les doctrines qu'ils ont étudiées, ne peuvent s'imaginer que leur science puisse leur faire un jour défaut, et bercés alors par les doux rêves que leur brode si facilement une imagination heureuse, ils continuent la route tracée si péniblement par leur devanciers, jusqu'au jour où l'heure de la déception arrivera pour eux, car elle arrivera infailliblement. Je les sais trop consciencieux et trop amoureux de la vérité pour penser qu'ils y résisteront quand ils l'auront reconnue. Comme moi, je les crois pleins de cet amour du vrai, de cet enthousiasme que donnent le beau et le bien, et qui conviennent si admirablement à la jeunesse, dont l'âme est si désireuse des émotions sublimes et spontanées que donne une cause sainte ; à la jeunesse dont le cœur est toujours animé pour tout ce qui intéresse à la fois la science et l'humanité.

En 1833, je quittai l'Hôtel-Dieu de Lyon, où j'achevais mon internat, et je me rendis à Montpellier, pour y prendre le titre de Docteur. Je soutins ma thèze sur *l'Emploi de la noix vomique dans la paralysie des membres inférieurs* . et, chose curieuse, je me trouvai avoir fait de l'Homœopathie sans m'en douter. De retour à Lyon avec le titre que javais tant désiré et dont j'étais si fier, je me disposai à me livrer à la pratique; mais de tristes pressentiments m'accablaient, et je me sentis peu disposé à exercer une Médecine dont la loi fondamentale ne m'avait nullement séduit, et qui, dans les hopitaux, entre mes mains et celles de maîtres habiles, m'avait paru toujours si mensongère et si conjecturale. Dans la carrière difficile où j'entrais, je ne savais vraiment quelle route choisir entre les mille routes qui s'offraient à moi; devais-je suivre celle qui m'était tracée par le vitaliste Barthez, à l'école duquel j'appartenais? Fallait-il céder à l'impulsion donnée au siècle par l'immortel auteur de la Médecine physiologique? Que penser des contro-stimulistes et des disciples de Pinel? Où était la vérité? où était le fil conducteur qui devait me sortir de ce laby-rinthe? Mon esprit, habitué aux études si

claires, si concluantes des sciences exactes,
ne pouvait se familiariser avec un vague aussi
désespérant, et, peu désireux de suivre la
voie de la routine, qui eût été pour moi
comme pour tous, si douce et si commode,
je me révoltai contre ce laisser-aller, contre
cette indifférence paresseuse et si coupable,
lorsqu'il s'agit d'une science qui a droit de
vie et de mort sur nos semblables.

En proie à de telles incertitudes, je fus
effrayé, et m'arrêtai indécis, attendant de
l'avenir quelque lumière nouvelle.

A cette époque (1833), une médecine nouvelle, véritable réforme des doctrines du passé,
venait d'être habilement importée en France,
et professée courageusement à Lyon même
par le docteur Comte Desguidi... Ce savant
philanthrope venait de publier, dans une lettre
admirable de logique et de convenances,
adressée aux Médecins Français, l'exposé de
la théorie de cette nouvelle Médecine,
que son fondateur avait appelée HOMOEO-
PATHIE. Le bruit des guérisons nombreuses

opérées par le Docteur Desguidi, déjà
depuis deux ans, et au sein même de la ville
que j'habitais, avait plusieurs fois éveillé mon
attention, et je m'accusais d'avoir, moi aussi,
écouté un instant la voix de la calomnie, de
m'être laissé entraîner par les critiques injustes
et méchantes dont la mauvaise foi et l'égoïsme
cherchaient à entourer cette vérité nouvelle
pour l'étouffer à sa naissance. Mais il n'était pas
dans ma destinée de rester long-temps dans
l'erreur et de marcher à côté de la vérité sans
la voir et sans l'adopter avec entraînement.

Comme je l'ai dit, j'étais trop peu satisfait
des doctrines médicales en faveur alors pour
reculer devant de nouvelles études, et pour ne
pas examiner avec toute l'attention qu'elle
méritait cette réforme qui venait enfin
donner à la Médecine le cachet des sciences
exactes.

Je me rendis donc chez le Docteur Desguidi,
qui m'honora de son amitié, me traita comme
son fils, et près duquel je trouvais aussi, en
ville, les docteurs Dessaix, Gueyrard, Jouve,

Rapou, Tournier, Chazal, etc, etc, tous praticiens fort habiles dans l'ancienne Médecine et entourés de la considération et des prestiges que donnent partout le mérite et la fortune.

Je me livrai de suite à l'étude des principaux ouvrages de l'Homœopathie. Je lus avec avidité l'*Organon*, qui est le code, l'évangile où sont révélées les idées mères qui servent de bases à l'enseignement et à la pratique de cette précieuse réforme ; je suivis assidument les différents dispensaires où mes confrères, déjà exercés, traitaient de nombreux malades, et bientôt les succès étonnants que je vis obtenir, me firent avidement chercher l'occasion de soumettre moi-même à l'expérience les principes dont j'avais déjà reconnu la théorie si intéressante et si vraie.

Mécontent plus d'une fois de mes premiers essais, je ne me laissai pas décourager, car je désirais ardemment qu'il y eût une médecine rationelle, que l'Homœopathie fût une vérité et malgré l'étrangeté de ses apparences, j'en avais assez examiné la théorie, les axiômes, pour la trouver plus probable et plus logique que toutes les autres. — Dans une telle situation d'esprit, il m'en coutait fort peu d'attribuer à mon inexpérience et à mes fautes l'insuccès de mes premières tentatives, et de chercher sur nouveaux frais quelques chances plus heureuses. Elles se présentèrent, enfin, et me comblèrent d'une joie tempérée à peine par l'effrayante perspective des *nouvelles* études que m'imposaient des convictions si *nouvelles*; je repris l'*Organon*, je le compris mieux, je m'en pénétrai, et je reconnus enfin, pleinement et sans réserve, qu'il était le vrai code de la Médecine.

L'étude assidue de la Matière médicale pure. dans HAHNEMANN, et dans ses disciples Jahr, Ruckerk, *Bœninghausen*, etc., fut dès ce moment ma principale et constante occupation. Pour lire les ouvrages originaux du fondateur de la doctrine et des principaux Homœopathes allemands, je me livrai à l'étude de leur langue, et malgré tout ce qu'elle offre de difficile et de sévère, je parvins, à force de travail, au bout de quelques années, à les lire et à les traduire assez facilement. La *Bibliothèque homœopathique*, dont je fus un des premiers abonnés, publiée mensuellement à Genève; les *Archives de Paris*, et surtout les *Conférences de la Société homœopathique de Lyon*, dont je fus quelque temps le secrétaire. me servirent souvent de guides au milieu de cette route difficile. Enfin je commençai à recueillir quelques fruits de ma persévérance, en obtenant, au lit du malade, et chaque jour moins rarement, des résultats que rien ne m'aurait fait croire possibles dans l'ancienne école.

En 1835, une nouvelle apparition du choléra vint consterner la France, et Marseille, foudroyée, appelait des Médecins éloignés, pour seconder les efforts et partager le dévouement de ses propres Médecins, écrasés de travaux et débordés par l'immensité de leur tâche.

Lyon s'empressa de répondre à l'appel de sa malheureuse sœur, et plusieurs Médécins

de cette ville se rendirent à Marseille, *sous les*
auspices et aux frais de l'autorité.

Déjà, bien avant cette époque, plusieurs
membres de la Société homœopathique lyon-
naise avaient avec moi fait des démarches
auprès du ministère pour recevoir la mission
officielle de traiter le choléra à Marseille, avec
une autorité qui leur permît de le faire d'une
manière authentique et vraiment profitable à
la population et à la cause de la science.

Ces sollicitations restées sans effet, mes
confrères, pères de famille et praticiens très-
occupés, renoncèrent à des sacrifices et à des
dangers dont le résultat ne pouvait plus être
que quelques traitements obscurs et clair-
semés, imperceptibles pour le pays et perdus
pour la Médecine.

Jeune et célibataire, je me décidai seul à
partir à mes frais, mais non sans faire violence
à mon cœur, car je laissais des parents, des
amis que je pouvais ne plus revoir ; je quittai
une bonne mère qui pleura sur l'excès de mon
zèle, je la quittai sans recevoir son dernier

baiser peut-être et sa bénédiction, dont j'avais tant besoin, sans la voir enfin, car j'avais peur que ses larmes ne me retinssent; je partis nâvré de douleur mais soutenu heureusement par le courage que donne une sainte cause, et plein d'espoir dans la supériorité pratique que devait avoir l'Homœopathie contre cette affreuse maladie.

Comme on le voit, les impressions morales qui présidèrent à mon départ pour cette campagne épidémique étaient bien vives et bien faites pour me préparer défavorablement à résister au terrible fléau qui dévorait le Midi, et dont je fus frappé avec assez d'intensité pour en mourir, si jeusse été traité par la médecine ordinaire.

J'arrivai dans le milieu de juillet, avec la presque certitude d'être au moins bien froidement accueilli de la Faculté; peu soutenu du pouvoir et compromis au sein d'une population déjà fortement prévenue contre ses propres Médecins; situation peu encourageante, si on la compare surtout avec celle des autres Médecins , faisant le voyage ensemble et sûrs d'être entourés de toutes les prédilections de l'autorité.

M. le Préfet de Lyon avait eu l'extrême obligeance de me donner une lettre de recommandation pour son collègue des Bouches-du-Rhône, et muni de cette seule pièce, je me rendis à la Mairie, où je fus bientôt attaché au Bureau Sanitaire de la rue Château-Redon. Là, on croira peut-être que j'eus facilement l'occasion de traiter grand nombre de cholériques, mais il n'en est rien ; ma qualité d'Homœopathe était sans doute une mauvaise recommandation auprès des Médecins attachés au même service que moi ; souvent le cholérique auprès duquel j'étais adressé avait été mis aux prises avec les traitements de l'Allopathie, et était peu susceptible alors de se prêter au mien. D'autres fois, celui dont j'avais commencé le traitement ne tardait pas à se trouver bientôt sous la direction d'un autre Médecin et d'une autre méthode.

Heureusement pour moi, le Bureau ne fut

pas ma seule ressource, et je trouvai ailleurs le moyen de faire encore quelques observations, et de tenter d'autres traitements.

Le Docteur Duplat, Médecin homœopathe lyonnais, était établi à Marseille depuis un an, et le Docteur Jal, de Paris, aussi homœopathe, venait d'arriver avec une mission spéciale du Ministre du Commerce pour traiter le choléra. Tous deux me fournirent l'occasion de voir avec eux quelques malades et d'opérer quelques cures qui valurent à nos opinions médicales si persécutées, l'appui et la considération d'hommes influents dans le pays; et si je n'avais pas eu toutes les facilités de mes autres confrères, ambulances, hopitaux, etc., dont ils étaient même embarrassés et *qui nous furent constamment refusés*, j'avais cependant trouvé de quoi me dédommager amplement de mes peines; en effet, j'avais vu le choléra; j'avais eu le courage de l'attaquer de front, et, plus d'une fois, le bonheur de le vaincre; je m'étais plus que jamais convaincu de l'incalculable supériorité d'une

2

Doctrine qui, par mes mains novices, trem-
blantes et presque découragées, venait
d'obtenir des résultats si beaux et si vainement
cherchés par les plus illustres allopathes du
monde. Personnellement je ne pouvais rien
souhaiter de plus, je n'en aurais pas tant
espéré en partant de Lyon; j'eus aussi beaucoup
à me louer, malgré la différence de mes
opinions médicales, des procédés des Médecins marseillais avec qui j'ai eu l'honneur de
me rencontrer, j'emportai encore de l'administration supérieure des marques trop flatteuses
de sa gratitude, exprimée dans des lettres
à mon adresse, que je conserve comme les
plus beaux titres de noblesse que je pouvais
désirer.

Je fus aussi, plus tard, bien vivement touché
de l'honneur que me fit le Conseil Muni-
cipal de Marseille, en me comprenant au
nombre des Médecins qui avaient rendu le
plus de services, et en me décernant une des
médailles qu'il fit frapper à ce sujet, pour con-
sacrer le souvenir de cette douloureuse époque

et la reconnaissance qu'il devait aux philanthropes de tous pays. Ce bronze modeste,
accompagné du parchemin qui honorait mon
nom de cette récompense civique, me fut
bien précieux et bien autrement plus agréable
que toute autre décoration. Je ne trouve
rien de plus beau que cette sympathie de
toute une grande ville, cette reconnaissance
d'une population exprimée avec cette sim-
plicité dont la franchise et la vérité font le
plus grand mérite. Ces récompenses, qu'en-
viaient même les rois, rappellent trop les
beaux jours de Rome et de Sparthe, pour ne
pas être fier de les obtenir, aujourd'hui surtout
qu'elles sont si rares !

A la fin du mois d'août de la même année,
j'étais rentré à Lyon auprès de mes confrères
impatients de me serrer la main, et dans ma
famille, qui avait tant souffert pour moi ;
j'étais revenu comme un soldat après une
longue campagne, et comme lui, bien heureux
des marques d'admiration et de sympathie
qu'on croyait devoir me prodiguer.

Rendu ensuite à mes travaux, je repris le train de mes études, et je publiai sous le titre de : *Voyage d'un Médecin Homœopathe à Marseille pendant le choléra*, les observations intéressantes et les faits que j'avais recueillis au lit des cholériques. Ce petit opuscule attira l'attention des hommes savants et désintéressés, et me valut, de la part de mes confrères et amis, des éloges et des remercîments qui achevèrent de me dédommager de toutes les amertumes goûtées jusqu'à ce jour dans la nouvelle route que j'avais adoptée.

En 1836, je continuai d'expérimenter moimême sur les nombreux malades de nos dispensaires, les remèdes heureux de l'Homœopathie, dont j'étais devenu un apôtre avoué et un défenseur un peu trop rude, peut-être, au milieu d'une société qui n'aime pas à être forcée dans ses croyances, et pour laquelle la vérité est toujours trop nue et trop concluante.

En 1837, je me rendis à Paris pour y voir le fondateur de la Doctrine, le célèbre Docteur HAHNEMANN, qui avait quitté l'Allemagne pour

cette belle France qu'on regarde encore comme
le berceau de toutes les sciences, et surtout
comme la métropole du monde, où toutes
les découvertes doivent venir se faire baptiser.
Comme on le pense bien, je devais être désireux de m'approcher du maître, d'écouter ses
conseils, d'obtenir de lui le titre honorable
de son disciple, et de recevoir sa bénédiction,
qui me semblait, comme celle de tout homme
de génie, devoir jeter sur une destinée une
couleur favorable.

L'accueil qu'il me fit fut celui d'un père
pour son fils, il me complimenta sur mon
voyage à Marseille, sur mon zèle, sur mes
travaux et ma coopération à l'œuvre de la
propagande; il m'ouvrit sa maison, et m'invita
à ses soirées particulières, où quelques privi-
légiés venaient recevoir de sa vieille expérience
les conseils et les enseignements si utiles dans
la pratique, et qui ne sont encore écrits nulle
part; plus d'une fois je restai frappé d'admiration en face de cet homme étonnant à qui
les rudes travaux de sa vie et les longues

années qui ont blanchi sa belle et noble tête, n'avaient rien enlevé de l'enthousiasme et des facultés brillantes qui l'ont rendu, pendant sa longue et pénible carrière, si courageux, si dévoué à la vérité, si supérieur en science de toute espèce aux hommes éclairés et éminents de notre époque.... La postérité reconnaissante admirera les travaux de HAH- NEMANN, et si la Chimie moderne l'a trouvé déjà l'égal des Lavoisier, des Bertholet, des Berzelius, la Médecine, régénérée par la puissance de son génie, l'élèvera sans doute au rang suprême et si glorieux auquel HIPPO- CRATE avait été placé.

En quittant Paris, je me laissai presque entraîner par l'exemple de plusieurs confrères qui venaient de s'expatrier pour porter, au-dehors, en missionnaires dévoués, les principes de la réforme médicale ; le Docteur Jal venait de partir pour Saint-Pétersbourg , où il occupe aujourd'hui une position brillante ; Curie, notre confrère et ami, était à Londres, il m'appelait près de lui ; mais, par une fatalité bizarre, au moment de m'embarquer, je fus retenu à *Boulogne-sur-Mer,* par une cause majeure qui me rappela subitement dans ma famille.

Décidé à rester en France, et toutes les grandes villes étant abondamment pourvues d'homœopathes habiles, près desquels je ne pouvais être longtemps que leur inférieur, et désirant une ville neuve, grande et belle, où il me fût possible d'arriver à la position brillante de tous mes confrères; je vins en 1840 m'établir à Nantes, où je me félicite chaque jour davantage d'avoir installé aussi heureusement la Médecine nouvelle qui m'a permis d'opérer, dans cette ville et dans les environs, des cures éclatantes qui ont puissamment contribué à répandre et à faire chérir déjà notre admirable réforme.

J'ai fondé à Nantes un dispensaire, cabinet de consultations gratuites pour les indigents, où ils sont reçus deux fois la semaine, le mercredi et le samedi, *de dix heures à midi,* et que fréquentent déjà plusieurs Médecins de

l'ancienne école convertis pas des guérisons
dont ils ont été témoins, et désireux d'étudier
aussi la pratique difficile de l'Homœopathie. Je
suis fier de pouvoir citer déjà des confrères que
j'ai eu le bonheur de mettre sur la voie de la
vérité en Médecine; mais je crois que bien
d'autres encore se rendraient promptement
à l'évidence, s'ils pouvaient se convaincre
comme nous par des faits répétés et concluants.

Je les crois de trop bonne foi et animés de
trop beaux sentiments pour ne pas désirer,
avec les Bichat et les Broussais, de leur école,
la réforme de la Médecine Thérapeutique; je
suis même persuadé que, dès qu'ils auront été
témoins de quelques guérisons importantes,
leur esprit judicieux se rendra à la vérité nouvelle. Je sais aussi que plusieurs, frappés de la
logique et de la supériorité des principes fondamentaux de l'Homœopathie, sans oser encore
franchement s'avouer partisans de cette Médecine, se sont de suite mis à l'étudier, en secret,
dans les ouvrages spéciaux. — A ceux-là je dirai :
courage! courage! Mais je les préviendrai de

la difficulté immense de leur tâche, de l'impossibilité même d'y réussir, s'ils continuent
à rester isolés et à n'étudier que sur des livres.
— Il faut voir pratiquer et s'entretenir long-
temps avec ceux qui ont vieilli dans cette
carrière épineuse, pour pouvoir à son tour
exercer cette intéressante réforme avec succès
et sans danger, quoique bien des gens prétendent que nos remèdes n'ont aucune valeur.

Ce n'est pas à des Médecins consciencieux
et éclairés qu'on pourra dire qu'une science
quelconque est courte et facile à connaître,
à approfondir. Non, ils savent trop bien les
longues et belles années de leur jeunesse qu'ils
ont consacrées par un travail constant et sévère à l'étude de leur profession ; ils savent
tous combien l'art de guérir, pour arriver à la
connaissance intime de ses secrets, exige de
patience et de zèle, de courage et d'abnégation de soi-même dans la route si ingrate
et si désespérante de la pratique.... Qu'ils se
consolent donc en pensant que tant de travaux
ne sont pas perdus, et que si la Médecine

homœopathique les oblige encore à des études nouvelles, à des sacrifices de plus d'un genre, à des déceptions d'amour-propre peut-être, qu'ils se réjouissent du moins à la pensée consolante et bien faite pour dédommager de tant de peines : que leur esprit scientifique sera amplement satisfait par les lumières qu'ils trouveront à chaque pas, et que leur cœur palpitera de joie au nombre chaque jour croissant des guérisons admirables qu'ils opéreront sur leur frères malades, et voués peut-être, sans ce secours, à une mort certaine !

Qu'on sache bien aussi, que le partisan d'une doctrine vraie n'a pas de plus grand désir que de voir se multiplier partout le nombre de ses adeptes ; que l'apôtre d'une propagande quelconque doit être convaincu du cachet religieux et scientifique de sa profession, et qu'il n'inspirera jamais de là confiance et de l'admiration s'il n'est pas ainsi pénétré de son rôle ; qu'il ne doit jamais s'attendre à trouver, dans la reconnaissance de ceux qu'il obligera, la récompense de ses peines, mais qu'il devra la chercher au contraire dans sa propre conscience et dans cette douce satisfaction que donnent toujours la science et l'amour du bien.

Depuis 1832, le nombre des Médecins Homœopathes s'est augmenté d'une manière étonnante en France et sur toutes les contrées du globe, en dépit de l'accueil peu favorable que généralement les corps académiques ont fait à la Médecine nouvelle, qui est venue, il faut bien le dire, donner avec la sévérité de la logique et du bon sens, un démenti formel aux théories médicales professées depuis 3,000 ans. Mais, on le sait, les hommes passent et les vérités restent, et les jugements injustes portés naguère et autrefois sur des sciences méconnues et sur des hommes de génie persécutés par les contemporains, sont impitoyablement effacés aujourd'hui des tables et livres dorés où on avait cru les transcrire comme autant de vérités infaillibles destinées à éclairer indéfiniment les générations à venir.

Ainsi se sont évanouis successivement les
édits et les arrêts de mort prononcés dans la
fièvre d'une jalousie vaniteuse, contre la plupart des découvertes du passé, toutes admises
et professées maintenant; découvertes dont
les auteurs, autrefois si injustement traités,
remplissent aujourd'hui de leur bronze et de
leur marbre inanimés nos Monuments et nos
Panthéons, aussi froids, il est vrai, que leurs
injustes devanciers, mais qui au moins, vrais
et fidèles témoins de leur gloire, les trans-
mettent à la reconnaissance de la postérité!
Il faut donc espérer que les hommes généreux
et inspirés fortement par l'amour de la science
et du bien ne se laisseront pas toujours influ-
encer par les voix désolantes d'une critique
partiale ou de la calomnie et du ridicule, et
qu'ils viendront apporter leur nobles efforts,
leur belle intelligence et le fruit de leurs
longues études, à la propagande et à la pratique
de toute cause sainte et vraie... C'est en effet
dans la conviction de cette pensée que j'ai
cédé au désir manifesté plusieurs fois par de

nombreux amis, en publiant aujourd'hui cette petite brochure, destinée à exposer clairement les principes de l'Homœopathie, et à propager ainsi cette nouvelle Médecine attendue depuis tant de siècles et pressentïe déjà par tant d'illustres savants.

Ce n'est pas une tâche facile que celle de rendre assez démontrés, assez évidents, assez faciles à toutes les intelligences, les préceptes sévères et complexes d'une science; pour la remplir avec succès, il aurait fallu la plume et le talent d'un de nos habiles confrères, mais en raison de la bonne intention que j'aurai montrée et des soins que j'aurai paru mettre à rendre cette œuvre assez complète et assez exacte, peut-être me pardonnera-t-on le côté faible et peu favorable qu'on y trouvera sans doute. Je n'ai pas eu la prétention d'écrire un livre, j'ai voulu seulement réunir en quelques pages les considérations intéressantes, les pensées diverses, les réflexions pratiques, et enfin l'explication théorique que l'Homœo-pathie m'a inspirées depuis déjà dix années que j'ai le bonheur de la pratiquer.

Je ne terminerai pas ma Profession de foi
Médicale, sans faire d'humbles excuses à mes
lecteurs pour leur avoir si long-temps parlé
de moi. J'ai senti comme eux tout ce qu'il y
avait là de pénible et de déplacé peut-être,
et je leur dirai, pour me faire pardonner ce
manque de modestie, que si j'étais placé
comme les Médecins de l'ancienne Ecole au
sein des faveurs et des prédilections du siècle,
entouré des prestiges et de la considération
que leur attire leur mérite et la sanction de
la société, je ne me serais pas cru obligé
d'ouvrir ainsi ma poitrine, pour montrer à tous
un cœur animé des mêmes sentiments que le
leur ; pour leur dire, à eux confrères, que j'ai
passé comme eux sous les fourches caudines de
l'Université ; que j'ai satisfait aux mêmes lois
qu'eux tous ; que mon passé scientifique a
été, quoique jeune encore, ce que fut le
leur, un rude apprentissage à l'école du
travail et de la pratique ; et que si enfin, je
n'ai pas déjà comme les premiers d'entr'eux
des droits à la reconnaissance et à la considé -

ration générales, je crois avoir assez mérité,
par mon zèle et mes travaux, la confiance et
l'estime qu'on doit aux hommes qui consacrent
leur vie entière aux progrès des sciences et
au soulagement de l'humanité.

F. PERRUSSEL, D.-M.

NÉCESSITÉ D'UNE MÉDECINE.

___

SES PROGRÈS, SON AVENIR.

___

> Tu solatia præbes, tu curæ
> Requies, tu medicina venis!
> OVIDE.

Le Créateur, avant d'appeler l'homme sur la terre, lui prépara un immense domaine enrichi de toutes les beautés de la nature, et lui donna pour destinée d'y entretenir toujours l'harmonie productive et heureuse qui en faisait alors la plus belle parure.... Certes, on peut bien le dire, seul entre tous les êtres, l'homme créé à l'image de Dieu, avait bien la plus noble et la plus belle part; couronné de fait le roi de la création, il gouvernait par son intelligence supérieure, tous les autres êtres placés hiérarchiquement sous ses ordres!...

Quel roi pouvait être plus grand et plus heureux ?
Quel royaume plus vaste et plus riche ! Aussi la reconnaissance de l'homme devait elle être éternelle et s'augmenter chaque jour avec les progrès de son intelligence,
avec l'accroissement de ses richesses ; et si, aux premiers
âges de l'humanité, l'abondance de tant de biens et
la satisfaction de tous les besoins, n'avaient fait naître
l'oisiveté et la mollesse, et par suite l'ignorance et le
mal : les hommes, aujourd'hui heureux héritiers de
leurs pères, n'auraient pas assez de chants d'amour
et d'allégresse pour célébrer dans d'éternels concerts
les bontés infinies de ce Dieu juste et miséricordieux
qui les avait faits riches et forts, et qui les voit
aujourd'hui si misérables et si faibles !!! Quelle différence en effet entre l'harmonie qui régnait alors sur la
terre et le désordre désespérant qui caractérise aujour-
d'hui les sociétés humaines divisées sur le globe !...
Quelle belle et riante végétation autrefois parmi tous
les êtres créés, quelle pureté dans le ciel, quelle
régularité dans les saisons : en face de l'aridité et de la
pauvreté de notre sol, de l'inconstance de nos tempé-
ratures, du crétinisme et du dépérissement progressif
de presque toutes nos races !! !

Les premiers hommes ne devaient pas connaître les
maladies, aucune cause nuisible, morbifique ne pouvait

menacer alors et troubler leur belle et puissante constitution ; l'harmonie et la santé régnaient partout autour d'eux, et ils n'ont hérité de la douleur physique et morale, qui ruinent si rapidement le corps et l'âme, qu'après être tombés, par leur ignorance, de la hauteur des régions heureuses où Dieu les avait placés.... Oui, en perdant l'harmonie bienfaisante qu'ils n'ont pas su conserver entr'eux , les hommes ont perdu également la santé , cette autre harmonie du corps, qui préside, elle aussi, au bonheur de la vie individuelle , comme la première préside au bonheur des sociétés.

Dès lors, il n'y eut plus de félicité complète pour l'Homme ici-bas : il devait porter la peine de sa faute, de sa chute, et léguer à ses enfants jusqu'à la réhabilitation intégrale du bien, la continuation de ses douleurs, pour les intéresser ainsi solidairement à rétablir, le plus tôt possible, l'harmonie des premiers âges, qui seule pourra leur rendre au centuple tous les biens dont il avait été primitivement doté.

Ainsi, la santé n'étant plus l'apanage de l'homme , et la maladie étant devenue la conséquence de ses fautes, il était de toute nécessité que la Médecine, ou l'art de guérir, devînt une science indispensable.

En effet :

Depuis sa chute, l'homme, en perdant toutes les prérogatives de sa puissance, n'a rien aujourd'hui de

plus précieux, ici-bas, que la SANTÉ. Sans elle, le riche
languit au milieu de ses trésors, et l'ouvrier indigent
dépérit au sein d'une oisiveté malheureuse... Sans elle,
il n'y a plus de joie, plus de bonheur ; l'amitié, de ses
douces paroles, console à peine l'âme qui souffre, et
l'on peut dire, sans exagération, qu'avec la perte de
l'harmonie des fonctions de notre corps, la vie est
triste et décolorée, et les joies du cœur et de l'âme
disparaissent une à une ; non, rien ne peut plus les faire
naître et revivre, ni les paroles affectueuses et vraies
de l'intimité, ni les jouissances frivoles de la fortune....
Il faut donc l'avouer, avec l'état de notre civilisation,
avec nos mœurs et nos habitudes actuelles, la Médecine
est pour nous une NÉCESSITÉ.

Mais n'y aurait-il pas dans la nature de l'homme
une loi sage, une puissance instinctive qui présiderait
à la conservation comme au rétablissement de la
santé ?

Non, cela ne peut pas être, car Dieu a voulu que sa
créature, si intelligente et si noble, eût toute la gloire
de sa propre conservation, de la beauté de ses formes
et de la végétation florissante et durable de sa santé...
En lui laissant le libre arbitre, il l'a placée entre le bien
et le mal, tout en lui donnant pour le premier, une
prédilection qui se juge bien vite par le bonheur et la
satisfaction complète qu'il donne. En effet, l'homme

est appelé au bien par l'attrait du bonheur qu'il y éprouve, et est éloigné du mal par la douleur qui torture son corps et son âme et l'entraîne malgré lui à une dégradation physique et morale.

Si donc la Médecine, dans les conditions désespérantes où l'humanité est placée aujourd'hui, est décidément une science reconnue NÉCESSAIRE, quel sera le rôle qu'elle devra jouer, quel caractère scientifique devra-t-elle enfin revêtir ?

Doué d'une organisation admirable servie par une intelligence supérieure, l'homme offre à l'étude de l'observateur une vie complexe, d'une double nature : l'une spirituelle, par l'âme, l'autre matérielle, par le corps : intimement unies, ces deux natures vivent de la même vie, se prêtent une mutuelle assistance, et s'anéantissent l'une par l'autre. — C'est de l'accord parfait de ces deux manières d'être entr'elles que découle la vie avec ses joies et ses pleurs, avec ses jours de nuages et de beau ciel... L'âme et le corps, voilà la vie; voilà les deux puissances dont l'union intime constitue pour nous la joie ou la douleur, la santé ou la maladie, suivant que les impressions ou les circonstances qui influent sur elles sont favorables ou nuisibles. L'âme pas mieux que le corps, ici-bas, ne peut vivre et sentir seule ; mais c'est de la fusion de ces deux entités que dépend l'harmonie dont le type est la santé et le bonheur.

J'insiste sur ces pensées philosophiques, parce que nous ne vivons plus, heureusement, dans un siècle où les idées matérialistes voulaient tout soumettre à leur influence, tout expliquer et tout résoudre, surtout en médecine, avec le scalpel de l'anatomiste ; non, il faut bien le reconnaître, la science médicale qui constitue l'art de guérir, doit être complexe comme la nature de l'homme. Ainsi : sublime émanation d'un soufle divin, l'âme, avec ses sensations affectueuses ou répulsives, douces ou tristes, constitue bien en effet une vie distincte qui a ses ris et ses larmes, sa santé et ses maladies ; une vie toute sensitive et de contemplation qui a sa physiologie, son hygiène, et sa médecine ; à elle, malade, ce n'est pas un langage scientifique qu'il faudra parler, ni de sucs de plantes dont on devra la saturer ; mais à elle, il faudra souvent la douce voix d'une pure philosophie, d'une sainte amitié, ou bien encore les consolantes pensées de la religion et de la science !

Mais à notre vie matérielle, à celle qui dépend du jeu de nos organes, des mouvements plus ou moins réguliers des rouages de la machine, à celle-là les douces quiétudes du cœur, les heures calmes de la solitude, les secrets de la confidence ne pourront jamais, quoiqu'elles puissent être d'un grand secours, rendre promptement l'harmonie perdue ; non, à elle, il faudra une autre physiologie, une autre Médecine....

On est donc obligé de le reconnaitre..... Que ce soit l'âme ou le corps qui souffrent, il faut une médecine pour les guérir. Cette science est donc bien décidément une condition de notre existence, et, comme nous venons de le voir, elle doit avoir un double caractère, exercer une double influence, agir à la fois sur le corps et sur l'âme.

Ainsi nous avons démontré :

1° Que la Médecine est bien une *nécessité*.

2° Qu'elle doit agir à la fois sur le corps et sur l'âme.

Il nous reste à faire voir maintenant, parmi les nombreuses et si diverses Doctrines Médicales qui se sont succédé jusqu'à ce jour et qui règnent encore dans les écoles, s'il y a enfin une Méthode sûre et certaine de guérir, une Méthode rationnelle et mathématique comme le doit être cette science, et si c'est l'Homœopathie qui mérite cet honneur, comme ses partisans le prétendent; voyons :

Bien convaincus comme nous de la nécessité où ils furent amenés par la force des choses, de se délivrer des maladies qui les accablaient, quoiqu'elles étaient alors en bien plus petit nombre qu'aujourd'hui, les premiers hommes et leurs descendants se sont occupés avec intelligence et avec un zèle admirable, de créer, au milieu des ressources multipliées qui les entouraient, une science, un art, enrichi de documents précieux, de découvertes attribuées au hasard, de prétendus secrets et arcanes destinés tous à guérir, par une application appropriée, les maladies qui désolaient l'espèce humaine. L'histoire nous enseigne que la Médecine, comme la Religion, furent la première pratique, la première science de tous les peuples. En effet, le premier homme qui a pu admirer la création, a dû sentir son âme s'élever à la prière (Religion) ; et le premier qui a souffert, qui a compris la douleur, a dû aussi élever son esprit à la recherche d'un remède à son mal (Médecine).

La Médecine est donc aussi vieille que le monde ; mais, des travaux précieux auxquels les philosophes de tous les siècles se sont livrés avec un zèle infatigable, que nous reste-t-il aujourd'hui de positif et de sûr?... Où se trouve la vérité désirée et recherchée si vainement par tant d'illustres praticiens?... Où sont les documents précieux et mathématiques qui constituent enfin la science de la Médecine regardée jusqu'à ce jour par tous les savants comme si conjecturale...

Placé si favorablement au milieu des ressources de toute espèce dont son intelligence lui permettait d'utiliser les effets, l'homme devait trouver tout près de lui le remède à ses douleurs, mais entraîné dans une mauvaise route, et perdu par son ignorance dans le dédale de l'erreur, il a cherché toujours bien loin ce que

Dieu, dans sa bonté infinie, avait mis cependant si près de lui. Ainsi, fourvoyé dans les ténèbres, l'égarement s'est continué de siècle en siècle, et c'est à peine, si les travaux des hommes supérieurs qui ont consacré leur vie à l'étude, ont pu servir de jalons pour éclairer leurs successeurs dans une voie aussi sainte, si mal tracée, il est vrai, dès le début, et si malheureusement placée, il faut bien le dire, en opposition évidente avec les lois de la nature.

De tous les Médecins de l'antiquité, au milieu du chaos informe où se perdaient à la fois et la confiance et la considération attachées à leur science, un seul homme a compris et rempli avec bonheur la tâche qu'il s'était imposée et qui lui avait été révélée, on peut le dire, comme à un prophète inspiré d'en-haut.

HIPPOCRATE, doué d'un vaste génie d'observation, et profondément versé dans toutes les connaissances de l'époque, comprit le premier, que le seul moyen de donner à la Médecine le caractère vrai et positif d'une science, était de la refondre tout-à-fait dès sa base, et convaincu de la rationnalité de sa pensée, il s'imposa la tâche première et la plus fondamentale, savoir: l'*Etude*, l'*Observation*, la *Connaissance* des maladies dans leurs périodes et leurs crises diverses... Certes, la postérité peut à bon droit lui tresser, après 3,000 ans, d'immortelles couronnes, car c'est bien lui qui a fait le pas le plus difficile alors, et celui qui devait nécessairement, à une autre époque, amener la réforme dont nous parlerons sous le nom d'HOMOEOPATHIE.

Ainsi, en recommençant l'étude de la Médecine et en fondant cette science par l'observation et la description des maladies, HIPPOCRATE préludait à une ère médicale nouvelle, qui devait se perpétuer par une chaîne successive et non interrompue de savants de tous les pays, dont il était le premier anneau, et dont HAHNEMANN devait être le dernier peut-être. Ainsi, devenue certaine et avancée dans son premier dogme, la *connaissance intime des maladies*, la Médecine, depuis des siècles jusqu'à nos jours, était restée encore incomplète et douteuse par la découverte qui restait à faire de la seconde vérité, du second principe, aussi essentiel, aussi vital que le premier, savoir : la CONNAISSANCE DES MÉDICAMENTS.

De même qu'un seul homme avait autrefois triomphé de la première difficulté, dans cette noble et si intéressante tâche, un seul homme aussi, également doué de toutes les faveurs du génie, et sans doute inspiré par une influence divine, est venu naguères mettre la dernière main à cette œuvre si gigantesque et si belle, et réaliser enfin, après de nobles efforts, L'UNITÉ MÉDICALE désirée depuis si longtemps.

Oui, depuis HIPPOCRATE jusqu'à HAHNEMANN, la

Médecine avait marché vacillante, incertaine, à côté de tous les progrès des autres sciences.... Tous la savaient incomplète encore, et tous, à travers les siècles, ont redoublé de zèle et de courage pour découvrir la loi dernière qui devait enfin lui donner le cachet positif et si vrai de la science... Tous semblaient inspirés par le même désir, animés de la même pensée, tendaient au même bien... Admirable concert de tant d'intelligences si variées et placées à si grandes distances, mais toutes membres de la grande famille humaine, travaillant toutes au même but dans l'intérêt général, inscrivant au temple de mémoire les noms de ceux qui partaient, à côté de ceux qui s'enrôlaient sous la bannière de la science; intéressante cohorte, sublime phalange, gloire vous soit rendue; la postérité reconnaissante vous bénit, et que vos mânes reçoivent, dans les hommages dont nous entourons l'illustre vieillard qui vous reflète aujourd'hui si noblement, la part d'admiration et d'éloges que vous avez tous si bien mérités!!!

Ne soyons donc plus désolés de la fragilité de notre constitution, de l'instabilité de son harmonie et de la *nécessité* d'une Médecine... Mais réjouissons-nous enfin des travaux de nos ancêtres, de ceux de nos contemporains, et surtout de la découverte immortelle du docteur HAHNEMANN, qui, en nous révélant les précieuses propriétés des médicaments, restées inconnues ou mal étudiées jusqu'à ce jour, est venu sortir la Médecine du chaos où elle tourbillonnait... Oui, réjouissons-nous, car l'humanité souffrante possède enfin le temple sacré où elle pourra se guérir et remercier, par des chants d'allegresse, les hommes qui auront consacré leur vie à la recherche de la vérité; réjouissons-nous de cœur et d'âme, car nous vivrons désormais une longue vie relative à nos habitudes, à nos émotions, à notre sagesse; plus rien ne viendra la briser avant son heure, elle sera belle et riante comme celle du vieil arbre qui a donné de beaux fruits pendant de longues et fraîches années, qui a résisté aux orages par la force d'une saine végétation, et qui ne s'éteint, enfin, que parce que son être, qui n'est que matière, doit finir un jour. Ainsi, notre corps s'éteindra, lui aussi, en achevant ici-bas son heureuse carrière; il s'usera dans ses éléments matériels, d'une manière lente et progressive, pour donner à son heure dernière, au moment de la mort, issue à son âme, son être spirituel, qui ne pouvant mourir, ira pour continuer sa vie qui est de toute éternité, reprendre la forme nouvelle convenable à son autre destinée...

Dissipons donc nos inquiétudes, ne tremblons plus pour des êtres qui nous sont chers, et malgré la certitude où une science religieuse nous place, en nous disant que de toute éternité nous devons nous voir et nous chérir; malgré tout ce que peut avoir de consolant cette sublime pensée de haute philosophie, que notre égoïsme d'ici-bas se calme du moins, puisque l'art de guérir est enfin trouvé... Soyons fiers et heureux de cette noble conquête en remerciant Dieu, qui nous entoure de tant de bienfaits; et si, dans les conditions où se trouvent posées nos sociétés décrépites et morcelées, la *Médecine est une nécessité*, disons au moins *qu'elle n'est plus une erreur !!*

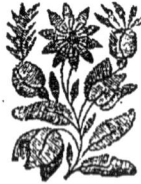

L'HOMOEOPATHIE ,

ou

LA VÉRITÉ EN MÉDECINE.

———

Vomitus vomitu curatur.
HIPPOCRATE.

Similia similibus curantur.
HAHNEMANN.

J'ai assez clairement démontré dans le chapitre précédent, de quelle nécessité était malheureusement, aujourd'hui, la science de la Médecine ; j'ai fait voir le rôle qu'elle devait remplir pour être complète et répondre dignement aux besoins de l'humanité ; j'ajouterai que, depuis HIPPOCRATE jusqu'à nous, il y a eu, en Médecine, tant de méthodes diverses, tant de systèmes différents , préconisés puis oubliés tour à tour, que son histoire offre vraiment le tableau le plus incohérent, le chaos le plus complet qu'il soit possible de voir.

Qui ne sait, en effet, que les recettes tant vantées la veille sont souvent déjà oubliées le lendemain; que certains remèdes, trouvés si merveilleux par leurs auteurs, sont regardés par d'autres comme nuisibles où du moins comme tout à fait impuissants; ne résulte-t-il pas de là assez clairement pour l'observateur habitué au positif de la science, que, ballottée ainsi dans une aussi anxieuse incertitude, la Médecine donne la preuve évidente de l'absence complète d'une LOI positive, certaine, mathématique, qui en fasse enfin une science fixe.

Toutes les sciences auxquelles l'esprit humain s'est adonné et qui ont un caractère positif, ont subi des améliorations progressives; les arts, l'industrie, la mécanique, ont fait des pas immenses, et depuis l'agriculture si heureusement ressuscitée de l'oubli où on l'avait à tort engloutie, jusqu'aux questions sociales de la plus haute importance, tout a pris une tournure de vie et de progrès qu'on ne saurait nier. Eh bien! au milieu de ce concours unanime d'améliorations diverses, la Médecine, engagée dans une fausse route, devait rester stationnaire jusqu'à la découverte de la LOI qui pouvait seule la sortir de l'erreur.

En 1790, le docteur Samuel HAHNEMANN, né en 1755 à Meissen, petite ville de Saxe, élève chéri du célèbre docteur QUARIN, qu'il remplaça souvent à l'hôpital de

Vienne (Autriche), habitué comme chimiste et naturaliste aux travaux positifs et sûrs de la science, n'avait pu se faire plus long-temps à l'incertitude et au vague de la Médecine de son époque ; il avait renoncé tout-à-fait à la profession de Médecin pour se livrer avec tout le talent dont il était doué, aux études favorites de Lavoisier et de Berzélius, dont il était le digne représentant en Allemagne.

Mais, par une loi que la Providence a établie pour guider instinctivement les humains, savoir :

Les attractions sont proportionnelles aux destinées,

HAHNEMANN fut ramené bientôt à la Médecine par un de ces hasards qui président souvent aux grands événements, ou plutôt par le doigt de Dieu, qui choisit ses prophètes et les conduit par attraction à la découverte et à l'enseignement de ses lois.

Occupé alors de traduire en allemand la Matière médicale de l'anglais *Cullen*, il fut si mécontent des hypothèses gratuites par lesquelles on cherchait à expliquer la puissance fébrifuge du kina, qu'il résolut d'éclaircir cette question en faisant sur lui-même, à l'état de santé, des expériences avec cette substance. Il se soumit au régime et aux conditions convenables, et il observa bientôt que le kina a la propriété de produire, chez l'homme sain, des symptômes nombreux, une fièvre intermittente , analogue à celle que ce médicament guérit le mieux. Frappé de cette découverte, il se demanda si la propriété fébrifuge du kina ne viendrait pas de la faculté qu'il avait de produire dans le corps une maladie semblable à celle qu'il guérissait.

Cette observation était trop intéressante pour que HAHNEMANN s'arrêtât en si bonne voie, et il voulut, par une seconde épreuve, reconnaître s'il était bien vrai qu'un remède pouvait guérir les malaises nombreux, divers, qu'il produisait sur l'homme sain.

Il continua donc ses expériences, qu'il répéta sur de nombreux Médecins et savants, et il en résulta d'une manière claire et évidente pour tous, ces théorèmes physiologiques suivants :

1° Un remède quelconque administré à l'homme en santé et dans des conditions de régime convenables, a la propriété de produire de nombreux effets maladifs, ou symptômes qui peuvent également s'établir chez l'homme malade quand il est administré inconsidérément.

2° Un remède a la propriété de guérir dans l'homme malade les symptômes qui sont analogues à ceux qu'il a été reconnu produire sur l'homme bien portant.

3° Enfin, toute maladie ou réunion de symptômes sera radicalement guérie par le remède qui produit sur le corps sain des effets analogues ou semblables.

Certes, avec de telles épreuves, répondant toujours vrai à l'observateur qui les répétait, la Médecine sortait définitivement du chaos où elle était restée plongée jusqu'alors; la LOI était enfin trouvée, et il ne restait plus pour compléter la découverte, que de :

1º Connaître d'une part les maladies diverses qui affligent l'humanité ;

2º Etudier, expérimenter sur l'homme sain les nombreux remèdes que nous avons en notre puissance, pour être sûrs de leurs propriétés réelles ;

3º Savoir quelle est l'application que l'on doit faire du remède; c'est-à-dire, découvrir positivement si le remède doit être administré dans un sens contraire, étranger ou semblable à la maladie.

EXAMEN DES DOCTRINES EN FAVEUR.

Depuis l'origine de la Médecine jusqu'à celle de l'Homœopathie, on a de tout temps traité les maladies de deux manières :

1º L'une contraire ou antipathique, savoir : l'*insomnie* par l'*opium*, dont l'effet primitif est bien de faire dormir, mais dont l'effet secondaire ou réactionnaire, est au contraire de tenir éveillé. — La *constipation* par les *purgatifs*, dont l'effet primitif est aussi de donner des selles abondantes et dont l'effet secondaire est de resserrer et de constiper de nouveau , etc., etc., résultats tout-à-fait opposés à ceux qu'on veut obtenir.

Cette méthode pouvait-elle répondre aux vœux des malades? pouvait-elle les guérir radicalement comme ils le désiraient tous, comme ils le demandaient avec tant d'instance aux Médecins de tous les mérites et de tous les pays? Non, cent fois non, elle ne pouvait les soulager qu'un instant en suspendant d'une manière palliative le symptôme principal, le plus douloureux, comme l'insomnie, la constipation, la diarrhée, etc., pour quelque temps, mais pour les voir reparaître toujours plus intenses, plus tenaces que jamais; de là, les maux éternels, chroniques, qui affligeaient les malades, de là, l'incertitude, qui présidait à l'art de guérir, et la déconsidération et le peu de confiance dont on entoure encore les Médecins qui persistent si aveuglement dans une voie aussi désespérante.

2° L'autre Méthode, qu'on appelle *Allopathique*, et qui consiste à donner, dans les maladies, des remèdes qui ont la propriété de produire des effets, des symptômes *étrangers* à ceux du mal; à créer, enfin, à côté de la maladie qu'on veut guérir, une autre étrangère et placée sur un autre organe; cette Méthode, est aussi nuisible et peu rationnelle que la première.

En effet, comment expliquer logiquement qu'on guérira je suppose, très-bien une inflammation du poumon, du cerveau, en créant une autre inflammation sur la peau sur les intestins, de manière à déplacer l'une par l'autre ? Pourquoi la maladie nouvelle ferait-elle cesser la première? Quelle analogie, quelle sympathie y a-t-il entr'elles ? de deux choses l'une : ou la maladie nouvelle créée sur la peau par les vésicatoires, je suppose, est plus forte que l'ancienne, ou elle est plus faible ; si elle est plus forte, elle suspendra la première en vertu de cette loi physiologique, que de deux maladies existant en même temps, la plus forte l'emporte, C'est vrai : mais l'action des vésicatoires, des rubéfiants, épuisée, la nouvelle maladie, enfin terminée, on est étonné de voir l'autre revenir toujours avec des aggravations plus intenses. Si, au contraire, la maladie nouvelle produite par le remède contraire ou étranger est plus faible, elle ne produira rien, et la première continuera ses ravages.

Ainsi, des deux Méthodes qui ont régné jusqu'à ce jour pour traiter les maladies, aucune n'a rempli fidèlement son mandat, toutes deux sont restées, comme elles le devaient, impuissantes et nuisibles, absurdes et erronnées; toutes deux devaient jeter les Médecins dans l'abîme où ils ont tourbillonné jusqu'à HAHNEMANN, toutes devaient désespérer les malades, et leur faire perdre la confiance qu'une science exacte et heureuse a seule le droit de révendiquer.

Qu'on ne s'étonne donc plus si le progrès ne pouvait pas arriver dans une pareille voie et si des savants comme Bichat, Barthez et Broussais ont désiré qu'il vînt un génie qui sauvât la Médecine des ténèbres de l'erreur.

Pourquoi ferions nous donc un crime à HAHNEMANN d'avoir le premier entendu ce cri de désespoir et d'avoir eu le bonheur de découvrir la route nouvelle dans laquelle il fallait diriger l'art de guérir pour le réhabiliter aux yeux de tous.

Hippocrate a consigné dans ses *Aphorismes* les deux vérités suivantes :

1° *Contraria contrariis curantur.*

2° *Vomitus vomitu curatur.*

Depuis, fidèles aux sages conseils du maître, les Médecins de tous les pays ont suivi religieusement la première maxime, celle qui consiste à traiter les maladies par des remèdes qui leur sont *contraires :* Le chaud par le froid, la diarrhée par la constipation, l'insomnie par le sommeil, etc., etc. On sait si cette méthode a été heureuse puisque de toutes parts on crie à l'insuccès.

Pourquoi donc, fatigué lui aussi de suivre une méthode aussi nuisible et infructueuse, HAHNEMANN serait-il accusé pour avoir voulu adopter le second aphorisme qui consiste à traiter les maladies par des

remèdes *semblables*... Pourquoi, lorsque des moyens
ont été employés sans succès pendant plus de deux mille
ans, ferait-on un crime à un savant d'en essayer un
autre également consigné dans les ouvrages du père
de la Médecine; et pourquoi, si le succès couronnait
l'œuvre, serions-nous assez ingrats et jaloux pour ne
pas rendre des actions de grâces à l'homme de génie
qui serait venu nous sortir du chaos et nous mettre en
main le fil précieux et tant désiré qui peut seul nous
conduire à la voie de la vérité. Non, nous ne serons
pas aussi aveugles et injustes, et nous nous empres-
serons d'accueillir avec bonheur la découverte impor-
tante du réformateur de la Médecine, et si elle
sort triomphante de l'examen consciencieux et logique
auquel nous la soumettrons, nous serons heureux alors
de proclamer bien haut, en dépit de toutes les suscep-
tibilités froissées, la supériorité réelle de la nouvelle
méthode curative, apportée à l'humanité souffrante par
un savant dont la modestie et le courage égalent le
génie et la bonté.

Oui, il faut l'avouer :

Du jour où la découverte de HAHNEMANN fut
évidemment démontrée par une foule d'expériences
concluantes, la Médecine sortit enfin de l'incertitude
où elle était sans loi, sans boussole, sans règle sûre, et
prit définitivement rang parmi les sciences exactes ;
en effet :

Du moment que l'expérience prouva qu'un médicament pouvait guérir à certaines doses la maladie semblable à celle qu'il pouvait produire sur l'homme sain, le problème suivant était facile à résoudre :

Une maladie étant donnée, la décrire dans toutes ses nuances et lui appliquer le remède produisant sur l'homme sain des effets analogues ou semblables.

Plus rien ne restait donc à chercher pour rendre complète la régénération de la Médecine, car,

1° La connaissance des maladies, leur étude précise était chose facile à acquérir.

2° Les propriétés des médicaments allaient être bien vite connues par les expériences sur l'homme sain.

3° Et, enfin, le mode d'application du remède à la maladie, savoir : la similitude, l'analogie, l'homœopathicité, était également une chose certaine, démontrée par des faits déjà nombreux, et consignés, même *dans les écrits des auteurs les plus anciens.*

L'œuvre était donc achevée, et l'erreur disparaissait enfin devant la vérité cherchée depuis tant de siècles, et réalisée par de si nobles et si unanimes efforts.

Dès lors, HAHNEMANN, heureux de sa découverte, la proclama partout ; et loin d'en faire son secret et sa propriété, ce qui ne pouvait convenir à la noblesse de son caractère, il la répandit dans les journaux et dans des livres qui, au lieu de lui attirer la reconnaissance des savants. ne firent qu'exciter contre lui la haine, la

jalousie et toutes les mauvaises passions de ses
confrères, qui l'accablèrent d'injures, et le pourchas-
sèrent de toutes les villes où il se réfugiait... Qu'y a-t-il
là qui puisse nous étonner? N'est-ce pas l'histoire de
tous les pays et de tous les peuples, et pouvons-nous
oublier le sort de tous les hommes inspirés qui sont
venus nous révéler d'intéressantes réformes ou découvertes. Les noms, aujourd'hui si célèbres, des Newton,
Galilée, Colomb, Harvey, Jenner, Fulton, etc, etc.,
ne sont-ils pas gravés dans nos cœurs comme d'éternels remords de l'injustice dont ces génies ont été
accablés.... Pauvre peuple! triste humanité!... Où est
donc l'homme de bien qui a été accueilli favorablement
parmi vous? Où est donc l'apôtre qui n'a pas été
persécuté : depuis le Christ mort sur la croix en
nous donnant le sublime exemple de l'humilité et de la
résignation, jusqu'au savant qui, délaissé et misé-
rable, traîne, accablé par le ridicule et l'injustice des
hommes, sa douloureuse existence en vous créant de
précieuses doctrines qui doivent centupler vos richesses,
vous donner le bonheur, tandis qu'il mourra, lui,
pauvre, ignoré, et succombant à genoux sous le poids
de ses misères!!

Mais comme Dieu a lié les humains par une étroite
solidarité, et qu'il est essentiellement juste et bon,
chaque douleur ici-bas aura plus tard son reflet de

bonheur, son rayon de félicité, et l'heure de la réhabilitation bienheureuse se retrouvera dans chaque
destinée. Ainsi, les philanthropes et les savants mé-
connus par des contemporains injustes, seront glorifiés
par des générations plus éclairées, et le bien qu'ils
auront voulu faire durant leur séjour sur la terre,
ayant été comprimé par les pharisiens et les scribes
de l'époque, se produira plus tard avec des résultats
plus heureux; leurs bienfaits se répandront partout, sur
toutes les classes de l'humanité, en y établissant une
douce harmonie qui fera croire au règne de Dieu et à sa
justice, et confondront dans une même communion
d'amour et de bonheur tous les êtres de la création
passés, présents et futurs, durant l'éternité des siècles!

Mais en attendant ces heureuses époques où la
justice sera sagement exercée, où le bien ne sera plus
douloureux à produire, où le mal ne sera plus qu'une
très-rare exception, combien ne devons-nous pas
de reconnaissance aux hommes haut placés et équi-
tables qui ont soutenu de leur puissance et comblé
de faveurs les savants qui ont apporté au monde les
bienfaits de leurs découvertes. Grâces soient donc
rendues cent fois au prince FERDINAND d'*Anhalt
Cœthen* (Saxe), qui a recueilli dans ses états le
docteur HAHNEMANN, l'a nommé son médecin, et l'a

entouré de tous les honneurs dus à son immense
talent! Gloire à la mémoire de ce monarque qui, en
protégeant ainsi le réformateur de la Médecine, a
rendu à l'humanité le service le plus grand qu'il était
donné à un mortel d'accomplir!

SIMILIA SIMILIBUS CURANTUR,
LES SEMBLABLES SONT GUÉRIS PAR LES SEMBLABLES,

Tel fut donc le principe fondamental qui devint la base
de la nouvelle Médecine... La loi qui devait rendre certaine et positive cette science était donc enfin trouvée.

Et il ne restait plus aux Médecins de toutes les écoles
qu'à bien étudier les propriétés des médicaments sur
l'homme sain, pour découvrir par là les maladies qu'ils
pouvaient produire, pour en déduire comme corollaires
évidents celles qu'ils devaient nécessairement guérir.

Un grand nombre se mirent à l'œuvre, et bientôt la
pharmacie nouvelle fut enrichie de remèdes précieux,
et chaque jour le problème suivant se présentant
dans la pratique pouvait déjà être résolu d'une
manière victorieuse.

Une maladie étant donnée, connue, décrite dans
toutes ses phases,

Trouver dans la Matière médicale homœopathique

expérimentée, le remède produisant sur l'homme en santé des effets analogues.

La guérison résultait toujours du fait seul de l'application de l'un à l'autre.

Ainsi, certains vomissements furent guéris par de faibles doses d'ipécacuanha, qui a la propriété de produire aussi des vomissements.

Des diarrhées furent guéries par des diarrhéiques, des fièvres soporeuses par des soporifiques, des sueurs par des sudorifiques, des fièvres par des fébriles, etc., etc., et toujours d'une manière rapide, douce et sûre.

En face de pareils succès, et surtout en possession d'une loi aussi claire, précise et facile, la profession du Médecin grandissait de toute l'importance attachée à une mission aussi utile et savante....... L'espoir renaissait dans le cœur des malades désespérés, l'humanité entière se régénérait, guérie enfin scientifiquement, des virus et des misères qui la décimaient en dépit des académies et des écoles, et chaque cure proclamait partout l'Homœopathie comme la vérité en Médecine.

PRINCIPES PHYSIOLOGIQUES

ET

THÉORIE DE L'HOMOEOPATHIE.

« Medicus est naturæ minister et interpres. »
HIPPOCRATE.

En examinant avec une scrupuleuse attention comment la vie s'entretient et s'exécute chez tous les êtres animés, HAHNEMANN a reconnu que c'était toujours au moyen de deux puissances bien tranchées, savoir : l'une représentée par les organes sains et l'autre par le milieu, c'est-à-dire les agents extérieurs qui entourent le corps. Il a constaté que, mises en rapport dans des conditions convenables, ces deux puissances s'harmonisaient en produisant un état rationnel, physiologique ou sain, quand il y avait sympathie, concordance parfaite entr'elles. De là, l'état normal qui constitue ce que nous appellons LA VIE dont LA SANTÉ est le type.

La vie est donc le résultat de l'accord parfait des fonctions du corps avec les agents *convenables* placés autour de nous. De sorte que, si on pouvait supposer d'un côté, les corps animés doués tous d'une organisation parfaite, et de l'autre les agents extérieurs tels que l'air, le calorique, la lumière, l'eau, les aliments, etc., placés tous dans des conditions convenables et dans des rapports harmoniens avec le corps, nous aurions l'exemple, impossible aujourd'hui, d'une santé constante et admirable, comme les premiers âges ont pu en donner des preuves chaque jour.

Mais aujourd'hui tout est changé, l'organisation humaine a perdu de sa première beauté, et le milieu dans lequel nous vivons s'est enrichi par notre mauvaise gestion d'une foule sans cesse croissante de causes délétères, de virus, de miasmes, de pestes et de toute espèce de fléaux qui sont venus ajouter à nos misères et donner un démenti formel à notre puissance souveraine, à notre intelligence dont nous sommes si sottement fiers.[1]

---

[1] On ne se doute pas aujourd'hui, que notre planète, autrefois si bien harmonisée dans tous les sens, et possédant du nord au sud des courants magnétiques fécondants, et des vents réguliers et utiles, en perdant, elle

Ainsi, en bonne physiologie, LA SANTÉ est le résultat de l'harmonie qui existe entre l'organisme humain et le milieu qui l'entoure ;

Donc, toute maladie ne peut provenir que du *désaccord* entre ces deux puissances, et surtout de l'influence nocive, morbide de l'une sur l'autre, c'est-à-dire des agents extérieurs sur le corps.

L'état de santé n'offre à l'observation du Médecin qu'un tableau plus ou moins complet d'harmonie, auquel il ne peut, lui, plus rien ajouter, mais que sa science peut et doit entretenir longtemps par des conseils éclairés, prudents et guidés par une expérience raisonnée et sage. C'est là ce que nous appellons l'Hygiène et en bonne philosophie et en saine doctrine sociale, nous ne craindrons pas de dire que ce devrait être là toute la science du Médecin, dont la gloire serait bien plus grande, s'il pouvait toujours prévenir

aussi, par notre faute, de si belles richesses, a dû nécessairement éprouver des anomalies, des maladies réelles, qui ne se démontrent, hélas! que trop souvent encore à notre ignorance, sous la forme d'orages, de tempêtes, de volcans, de tremblements de terre, etc., etc. L'homme ne se doute pas que, par une gestion plus intelligente, plus harmonienne de son globe, par des cultures en grand et habilement dirigées, par le reboisement des montagnes et collines, par l'encaissement de ses rivières, il pourrait réagir sur les éléments généraux de sa planète, sur l'atmosphère, et régulariser les vents, les saisons, etc., et pourtant c'est là une vérité incontestable et qui se réalisera aussi, en dépit de ceux qui crient à l'utopie.

les maladies et arriver ainsi à préserver toute une génération des épidémies et des virus qui la déciment à petit bruit ou la courbent impitoyablement sous le poids de leurs douleurs. Ce serait un beau jour pour tous les Médecins de cœur et de science, que celui où ils seraient plus intéressés à prévenir les maladies, à conserver la santé qu'à guérir des maux dont le nombre et la gravité ne sont toujours, pour eux, qu'un surcroît de bénéfices !!! Certes, l'humanité y gagnera et la morale ne sera plus autant froissée qu'elle doit l'être aujourd'hui, où le malheur des uns doit faire nécessairement le bonheur des autres, où le Médecin est obligé de désirer chaque jour une augmentation de clients, comme l'avocat désire des procès, le notaire des partages, le juge des causes et le bourreau des coupables !!

Mais, en attendant la réalisation de ces temps heureux, où le bien se généralisera et le mal ne sera plus attrayant et possible, voyons un peu ce qui se passe dans notre corps à l'état de maladie, et quel rôle le Médecin est appelé à jouer en pareil cas....

La maladie, ai-je dit, *est le résultat du désaccord entre l'organisme et les agents extérieurs existant autour de lui.*

Que se passe-t-il, quelle série d'effets observe-t-on donc dans un pareil phénomène ?

Soumis aux influences extérieures, le corps humain est obligé de subir leurs effets qui, s'ils sont en harmonie avec ses fonctions, produisent, comme je l'ai dit, la continuation d'une vie régulière normale, la santé; mais s'ils sont antipathiques, nuisibles, trop forts relativement, ils impressionnent alors défavorablement l'organisme, qui subit leur joug d'abord, mais qui ensuite, en vertu d'une loi instinctive, naturelle, dont Dieu l'a doué, réagit rapidement, avec énergie, de toute la puissance de ses moyens, contre l'action délétère qui l'opprime, et produit ainsi, ces symptômes nombreux, ces divers groupes de maladies, auxquels on a donné différents noms, et qui ne sont rien autre chose toujours, qu'une manifestation, une réaction réelle de notre corps, un soulèvement général, unanime, de ses forces, contre la cause nuisible, oppressive, qui est venue troubler son équilibre parfait. Ainsi :

Organisme sain, d'une part ;

Et un milieu convenable, de l'autre,

Étant entr'eux dans un rapport d'harmonie, d'appropriation, donnent Vie et Santé.

Organisme sain

Et un milieu *impropre, nuisible,*

Étant entr'eux dans un rapport de lutte et de désharmonie, donnent *désordre, trouble, crise.*

5

Or on est convenu de désigner ce dernier état de l'organisme sous le nom de *Maladie*.

La maladie n'est donc pas autre chose que le trouble ou plutôt la crise, la réunion des efforts qu'opère le corps pour reprendre son équilibre.

Ce trouble lui-même n'est-il pas comme le cri de la nature poussé instinctivement pour appeler du secours? Le corps, dans ce moment-là, ne donne-t-il pas la preuve évidente des efforts qu'il fait pour réagir contre l'oppression qui le tyrannise? Ne le voit-on pas conjurer ses forces, réveiller tous les organes, les appeler à l'œuvre, et les exciter par la réaction à l'expulsion de l'ennemi qui menace ses jours? Ce que vous appelez maladie est-ce autre chose qu'une série d'efforts nombreux, divers, une crise réelle de tout l'organisme pour sortir du malaise où il se trouve?

Dieu n'a-t-il pas donné à tous les êtres animés une force occulte, réelle, puissante, destinée à veiller instinctivement à la conservation et au rétablissement de l'harmonie? Cette force, présidant ainsi en sentinelle vigilante à l'entretien de la vie, n'est-elle pas la première à conjurer l'orage, et organiser les ressources mises à sa disposition, pour détruire l'obstacle qui enraie dans ce moment les fonctions du corps?

Bien pénétré de ces vérités physiologiques, quel est l'homme de sens qui pourra ne pas se rendre compte des phénomènes variés qui se passent dans la production des maladies?

Ainsi, placé dans une atmosphère infectée du choléra, le corps de l'homme est obligé d'abord de subir l'influence délétère du fléau; ses poumons absorbent l'air pestiféré, l'élaborent, le décomposent chimiquement et bientôt, porté dans le torrent de la circulation, le miasme impropre à la vie y joue le rôle de corps étranger et nuisible; puis, saturé à l'excès, désolé et souffrant des conditions tout-à-fait défavorables et anti assimilables du nouvel hôte, l'organisme entier se soulève avec une énergie relative à ses forces, et produit alors ces effets, ces symptômes nombreux, cette accélération du pouls, cette chaleur de la peau, cette agitation générale, ces évacuations abondantes que vous décorez du beau nom de CHOLÉRA, et qui ne sont rien autre chose, qu'une crise violente, désespérée, une véritable émeute, mais intelligente, pour chasser au-dehors, l'intru malencontreux qui est venu se cantonner dans les tissus et en troubler le mode d'action vitale.

Partout et toujours, dans toutes les maladies, quelles que soient leur nature, leur cause, etc., etc., les phénomènes se passent de même; toujours vous aurez, d'un côté, une cause quelconque qui agit défavorablement, et de l'autre, la nature qui réagit de toute son intelligence pour reprendre son équilibre perdu, et sans lequel elle ne peut vivre.

Or, je vous le demande :

Si, dans toute maladie, le corps cherche, par une force naturelle, instinctive, à produire des efforts pour revenir à la santé un instant suspendue ; le Médecin devra-t-il venir en aide à la nature ou continuer à opposer des remèdes contraires, étrangers à la crise maladive ? est-il réellement nécessaire d'être profond chimiste ou physicien, astronome ou géomètre, ou ne suffit-il pas plutôt de n'avoir qu'un peu de bon sens, pour reconnaître l'erreur grossière, anti-naturelle, homicide enfin, dans laquelle s'est fourvoyée la Médecine des écoles, la seule encore qui trône, hélas! aux académies et aux universités !!!

Faudra-t-il donc toujours contrarier la nature, s'opposer à ses moyens, et dans toutes les maladies, dans les diarrhées, vomissements, éruptions, sueurs, congestions, etc., etc., faudra-t-il encore regarder ces symptômes, qui ne sont réellement que des efforts de la nature, comme la maladie principale et prendre, enfin, constamment l'effet pour la cause, arrêter, suspendre, détourner et combattre de semblables phénomènes? Eh! mon Dieu, depuis l'origine de la Médecine, c'est la marche que les Médecins de toutes les écoles ont suivie, avec certaines variantes aussi nuisibles ;

or, dites-nous si le succès a jamais couronné une pareille méthode, si l'art de guérir a réalisé d'admirables progrès, et si l'humanité, enfin, lui doit des éloges pour les nombreux services qu'il lui a rendus?...

Certes, personne ne sera embarrassé pour répondre, et les malades, comme la plupart des Médecins qui sont morts à la peine et qui étaient animés tous, de l'amour de la science et de leur prochain, ont reconnu l'impérieuse nécessité, chaque jour plus pressante, de changer de méthode dans le traitement des maladies.

En veut-on des preuves réelles ; écoutez :

BOERRHAVE dit quelque part : « Si nous comparons les bienfaits dont on est redevable à une *demi-douzaine* de véritables disciples d'Esculape, depuis le commencement de leur art, avec *le mal qu'a causé au genre humain*, le nombre immense de Docteurs qui ont paru depuis eux, il deviendra indubitable pour nous, qu'il *aurait été infiniment meilleur qu'il n'eût jamais existé de Médecins dans le monde.* »

HECKER, praticien et professeur de premier ordre en Allemagne, disait : « Quiconque apporte quelque attention aux progrès de la science, ne peut s'empêcher de reconnaître que la *Médecine pratique n'a pas fait un seul pas depuis Hippocrate et Galien, qu'au contraire, nous avons reculé depuis eux.* Car, depuis cinquante ans, le plus grand nombre des malades *ont été* tués, *selon les ordonnances de leurs Médecins*, par les purgatifs, et depuis trente ans, par les saignées. »

Un autre Médecin affirme que le système du Docteur écossais Brown, a fait plus de victimes que toutes les guerres européennes, depuis 1793 jusqu'à 1815. Moi, je ne crains pas de dire que la méthode du Docteur Broussais a tué plus d'individus à elle seule que toutes les guerres de l'empire.

Sydenham n'a-t-il pas écrit que la méthode la plus sûre de guérir les maladies était celle des semblables. *Morbi non contrariis sed per similia adhibita sanantur.*

BICHAT, de glorieuse mémoire, que les contemporains ont placé au Panthéon, et qui est mort, hélas! trop tôt pour le bonheur de l'humanité; BICHAT n'a-t-il pas écrit : Que la Médecine telle qu'elle était pratiquée de nos jours, était une profession dégoûtante et indigne du caractère du Médecin et du savant, tant sa Matière médicale offre d'incohérence et d'incertitude.

Eh bien! en face de pareilles autorités et de vérités aussi sanglantes, qui osera donc, à moins d'être taxé de folie et infatué d'orgueil, accuser HAHNEMANN pour avoir apporté à l'art de guérir, une nouvelle méthode dont l'expérience démontre chaque jour l'efficacité? qui sera assez stupide et méchant pour lui faire un crime d'être venu réaliser aussi heureusement le vœu manifesté depuis tant de siècles par tant d'âmes élevées et généreuses ?

Toute vérité, on le sait, sur cette terre de douleur et de persécutions, est toujours repoussée dès son origine à cause du contraste frappant qu'elle présente avec les idées reçues de l'époque. Le mal, la subversion, l'injustice, l'erreur, étant positivement, depuis la chute de l'homme, la couleur favorite de l'humanité, on conçoit qu'une idée juste, rationnelle, une vérité enfin, apparaissant au milieu d'un pareil chaos, doit faire nécessairement un si grand contraste, que tous les esprits se révoltent contre elle, que tous les yeux cataractés par l'erreur et l'obscurité de l'ignorance se refusent, se contractent à la lumière nouvelle.

Ainsi fut, de toutes les vérités saintes qui ont apparu et qui arriveront tant que l'esprit humain ne sera pas sorti des ténèbres qui l'enveloppent. Ainsi l'Evangile, ce code d'une morale si pure et si consolante dut être repoussé. Ainsi, pour toutes les découvertes et pour les grands hommes qui ont apparu et qui viendront sur la scène orageuse de ce monde !

Qu'y a-t-il donc d'étonnant que HAHNEMANN ait été persécuté, qu'il soit encore méconnu, aujourd'hui que son grand âge et les immenses bienfaits que sa doctrine

produit sur tout le globe devraient le recommander à
la reconnaissance et à l'admiration des contemporains!
Mais l'avouerai-je? L'Homœopathie, pour être une
vérité, devait réellement éveiller contre elle, dès son
origine, la haine, la jalousie, la méchanceté des contemporains! C'était le baptême qui devait la sanctionner
et la faire reconnaître des hommes justes et éclairés.
Mais comme à toutes les vérités sublimes reconnues
aujourd'hui après de stupides oppositions, son jour de
réhabilitation arrivera, et tout semble démontrer déjà
que nous touchons presque à cette heureuse époque.

Si donc, comme je crois l'avoir assez dit et assez
démontré, l'art de guérir a suivi une mauvaise voie en
faisant de l'opposition à la nature, en contrariant les
maladies; si d'un autre côté, la voie qui paraît la plus
rationnelle, la mieux conforme à la force de conservation qui préside à la vie des êtres organisés, consiste
à imiter cette force, à agir dans son sens, à appliquer
enfin à toute maladie un remède semblable, que reste-
t-il à faire au Médecin qui connaît très-bien les maladies
diverses qui désolent le corps humain et l'action des
nombreux remèdes qui l'entourent?

Le voici :

Appelé près d'un malade, le Médecin devra, en
observateur intelligent, s'enquérir des circonstances

qui ont précédé l'accident pour en prendre note exacte;
puis il décrira, avec une minutieuse attention, les
diverses douleurs, souffrances, les symptômes du
patient; il en fera un tableau parfait, sans rien oublier;
puis ayant donc ainsi d'une part, la maladie à guérir,
ou pour mieux dire, l'indication parfaite, exacte de ce
que la nature opère, établit d'efforts pour retrouver la
santé suspendue, il devra, en ministre intelligent et
fidèle à son mandat, chercher dans sa pharmacie le
médicament qui, d'après des expériences antérieures,
consciencieuses, savantes, aura été démontré produire
toujours sur l'homme sain des effets analogues; car s'il
faut aider la nature, l'imiter dans ses opérations, est-il
possible d'y arriver avec des remèdes faisant le
contraire? Il paraîtra donc de la dernière évidence à
tout homme non prévenu et de bon sens qu'amené ainsi,
de déduction en déduction à cette vérité, HAHNEMANN
n'a pu reconnaître d'autre Médecine que celle à laquelle
il a donné le nom d'HOMOEOPATHIE, de deux mots grecs
(*ômoios* semblable, *pathos,* maladie), désignant aussi
par contraste la Médecine de l'Ecole, sous le nom
d'ALLOPATHIE (de *allos,* autre, différente étrangère
pathos, maladie), parce que, comme on le sait, cette
dernière méthode n'apporte jamais que des remèdes
produisant des maladies *autres, étrangères, contraires*
à celles qu'on se propose de guérir.

Ainsi donc la loi homœopathique *similia similibus curantur* est une vérité naturelle, ABSOLUE, qui ne peut jamais varier, et qui fait ainsi de la Médecine une science aussi exacte que les lois mathématiques.

Le remède devra donc toujours être analogue à la maladie, mais sa dose est la seule chose qui pourra varier suivant la force et l'intensité maladive du sujet. Voilà justement une dernière raison qui tranquillisera certains esprits qui soutenaient que la Médecine ne pouvait pas être absolue pour tous, attendu la différence des constitutions et la variété infinie de chaque maladie.

Ils comprendront enfin, une fois pour toutes, que la LOI peut être ABSOLUE puisqu'elle doit constituer une *science fixe*, mais que le remède, pour être parfaitement semblable, analogue, peut, sans sortir des rigueurs de la loi, se changer, se modifier pour la forme, la dose, suivant les nuances, les phases des constitutions. Ainsi, pour achever de *rendre* parfaitement claire et précise notre théorie, je citerai un exemple qui donnera la preuve de ce que nous avançons :

Dans une fièvre éruptive, la scarlatine, je suppose, dont les symptômes sont : « rougeur de la peau, rougeur » lisse, miliaire pourprée avec chaleur de tout le corps, » accélération du pouls, agitation générale, malaise, » courbature, mal de tête, etc., » La loi homœopathique ordonne d'appliquer dans cette maladie toujours pareille, uniforme chez tous les malades de tous les âges, un remède qui produise sur l'homme sain des symptômes analogues. Or la *Belladonne* est le médicament qui a été reconnu produire le mieux ces symptômes. Elle seule répond dans ce cas à la loi d'homœopathicité, d'analogie parfaite pour toutes les scarlatines possibles ; c'est elle qui est enfin le spécifique ou le semblable le plus évident, c'est donc à elle seule qu'on devra nécessairement s'adresser : mais reste seulement à mesurer la dose qui fait l'unique différence, la seule variation à observer dans toutes les maladies, et qui rend ainsi la pratique homœopathique une Médecine individuelle, car la scarlatine d'un enfant de six ans ne peut pas être la même que celle d'une jeune fille de dix-huit ou d'un homme de trente-six. Les nuances sont infinies, mais le germe est le même, mais le principe est identique pour tous ; ce sera donc des remèdes à scarlatine toujours semblables qu'il faudra dans tous les cas, mais avec des doses variées qui feront la seule différence à apporter dans la pratique.

Pour les maladies à germe constant, comme la rougeole, la scarlatine, la variole, la syphilis, etc., le remède est bien facile à trouver pour chacune de ces maladies, parce qu'il est toujours le même pour

chacune d'elles, quel que soit l'individu et sa constitution ; la dose seule fait une différence.

Ainsi, à la rougeole, la pulsatille, toujours ;.

A la variole, le vaccin, la varioline ;

A la scarlatine, la belladonne ;

A la syphilis, le mercure ; etc., etc.

Ayant tous la propriété de produire sur l'homme
sain une maladie semblable et non pas identique à celles
auxquelles ils correspondent.

Mais pour les autres maladies, l'application n'est
plus aussi facile, car elles ne sont plus à germe, à virus,
à miasme, et ne produisent par conséquent plus chez
différents individus les mêmes effets.

Ainsi, la fluxion de poitrine, la fièvre intermittente,
la constipation, la diarrhée, etc., etc., ne peuvent pas
avoir une forme universelle, générale ; elles varient
toutes suivant les individus. De là aussi la nécessité
absolue d'étudier la maladie dans chaque constitution,
abstraction faite de son nom, de recueillir ses symptômes particuliers si différents chez tous, et d'apposer
à la maladie de chaque individu le remède qui lui
ressemble le plus. Par exemple :

Chez l'un, la fluxion de poitrine sera caractérisée
par de la fièvre, de la toux, de l'oppression, de la
chaleur à la poitrine, un point de côté, etc. Ce sera

aconit qui correspondra le mieux. A un autre, il y aura
outre ces symptômes, suffocation, crachats difficiles,
crachats striés de sang, toux sèche fréquente, etc.
Chez celui-ci ce sera de préférence *bryonia* qui sera le
remède le plus semblable, le plus homœopathique au cas.

Chez un autre ce sera *phosphorus*, chez une femme
ce sera peut-être *pulsatilla, platina;* chez un enfant
ce sera *chamomilla, cina, coffea*, etc., etc. Vous voyez
donc bien que le remède, quoique toujours semblable
au tableau de la maladie individuelle, n'est jamais le
même pour tous, quoique la loi de similitude, d'homœopathicité ne varie jamais.

Ainsi, on pourra donc, sans être taxé d'un absolu-
tisme exclusif, mettre toujours dans toutes les maladies,
pour tous les cas, chez tous les individus, en application
la loi d'homœopathicité, et on devra même toujours le
faire avec le plus de ressemblance possible, pour arriver
à la seule guérison certaine, douce et durable.

Comme on peut l'entrevoir déjà, la tâche n'est pas
toujours facile, et si la loi paraît simple, on ne trouve
pas toujours de suite le remède le plus convenable au
cas; il faut pour y arriver une longue pratique, une
profonde connaissance des médicaments, qui sont en
très-grand nombre, car il y a autant de remèdes dans
la nature et déjà dans l'Homœopathie, qu'il y a, uon pas

seulement d'espèces de maladies, mais qu'il y a de maladies par individus. En effet, il n'y a pas, en Homœopathie, un seul remède pour la fluxion de poitrine, chez tous les malades, comme la saignée pour tous, les sangsues pour tous.... du sang, toujours du sang; il y a autant de remèdes dans cette maladie, comme dans toutes les autres, qu'il peut y avoir d'individus atteints de différentes manières; les uns réclament *aconit* ou *bryonia*, d'autres *phosphorus* ou *rhus* ou *arnica, etc., etc.*, c'est-à-dire le remède le plus semblable pour chaque cas, car c'est la Médecine des individus et non des maladies qu'il faut pratiquer pour être dans le vrai. Donc, l'Homœopathie n'est pas une Médecine exclusive, parce qu'elle a une LOI qui la dirige, elle est, au contraire, définitivement jugée une science fixe, rationnelle, qui est venue, par le génie de HAHNEMANN, sauver enfin l'humanité des ténèbres de l'erreur.

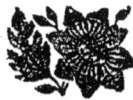

DES REMÈDES HOMOEOPATHIQUES,

ET

DE LEURS PETITES DOSES.

« Qui peut le moins peut le plus. »

Comme la Médecine de toutes les écoles, l'Homœopathie puise ses ressources dans les trois règnes de la nature. Mais ce qui la distingue essentiellement de toutes les autres méthodes, c'est la connaissance exacte qu'elle a acquise de l'action puissante de chaque remède sur l'homme sain, et de la manière de préparer et d'administrer chacun d'eux. Ainsi, convaincu par une série d'expériences, que chaque remède était pour notre corps une substance non assimilable, non alimentaire, et produisait sur lui des effets particuliers, morbides, HAHNEMANN a senti de suite cette grande nécessité, savoir :

1.º De ne jamais administrer de remède avant de connaître tous les effets qu'il peut produire sur l'homme sain, et avant d'être bien sûr qu'il ressemble parfaitement à la maladie, afin de ne pas se mettre dans le cas d'ajouter à celle-ci des symptômes nouveaux, étrangers, nuisibles.

2.º De ne jamais donner qu'un seul remède à la fois, afin que son action ne soit pas contrariée par celui qu'on pourrait lui adjoindre.

3.º De ne changer de remède que lorsque l'action du premier aura été entièrement épuisée dans l'organisme.

4.º De ne donner enfin le remède le plus homœopathique à la maladie, qu'aux doses les plus faibles possible.

Toutes ces considérations paraissent très-exactes et dictées par une prudence et une justice convenable; la seule qui soulève encore l'incrédulité contre nous est celle des petites doses.

Que peuvent donc faire de si petites doses? s'écrie-t-on de toutes parts.

Il est facile de comprendre cet étonnement de l'esprit, cette stupéfaction qui se manifeste en face de l'administration de remèdes à des doses aussi minimes, aussi impondérables que celles que préconise l'Homœopathie... Il faut savoir pardonner aux faiblesses humaines et ne pas trop en vouloir aux savants et aux hommes simples, si après avoir vu administrer pendant des siècles, et encore de nos jours, des médicaments en grand nombre et à fortes doses, ils ne peuvent, tout d'abord et comme subitement, accepter une méthode inverse, et remplacer de sang froid des *bouteilles* noires et nauséabondes de drogues, par des infiniment petits aussi invisibles qu'inodores...

On est tellement habitué à ne voir agir les remèdes qu'à des doses énormes, qu'on se figure qu'à très-petites dilutions ils ne produiraient rien; eh bien! on est complètement dans l'erreur, et si on voulait être juste et observer attentivement autour de soi, on trouverait fréquemment des cas où les plus grands effets naissent des plus petites causes.

Ainsi, ne sait-on pas que ce n'est pas par leur *quantité* mais bien par leur *qualité* que les choses acquièrent de la valeur? N'est-ce pas à l'aide de la vapeur d'eau comprimée que flottent nos bateaux à vapeur et roulent nos wagons, au grand ébahissement de nos aïeux, s'ils pouvaient assister à pareil enchantement? Quand on vaccine un enfant pour le préserver toute sa vie d'un miasme délétère, d'une maladie affreuse, lui fait-on prendre une bien grande dose du

6

virus vaccin, ou ne lui donne-t-on pas plutôt ce que peut contenir à peine la pointe d'une épingle ? Connaît-on la dose du principe galeux que prend un homme en touchant un malade, un gant imprégné de la gale ? La dose du virus rabique ou syphilitique qu'absorbe un hydrophobe ou un vénérien, explique-t-elle suffisamment la rage dont le premier est atteint et frappé mortellement, ainsi que la cruelle maladie dont le second est infecté ? Nos chimistes ont-ils pu découvrir, enfin, le miasme invisible, mais trop réel, hélas ! qui produit le choléra, et qui, se jouant de tous les cordons sanitaires, traverse les pays, monte du midi au nord, passe de l'est à l'ouest, contagionne partout les populations, et sème sur son passage l'épouvante et la mort. Certes, voilà bien des effets immenses, terribles produits par de petites doses, et celles-là, on ne songe pas à les nier !! on les accepte, on les trouve très-naturelles et faciles à comprendre. Etrange bizarrerie de l'esprit humain, qui ne veut avoir de la foi, de la confiance que pour les choses qui nous sont aussi évidemment funestes ! Non, l'action des petites doses n'est plus un problème, car la science peut nous prouver facilement, à l'aide de la physique et de la chimie, combien la puissance énergique de certains atômes est étonnante ; que plusieurs corps n'agissent réellement que lorsqu'ils sont ramenés à une division extrême, et que tous, enfin, opèrent beaucoup mieux à l'état divisé, infini, gazeux, etc., etc., qu'à l'état brut.

Quelques explications scientifiques suffiront pour rendre très-claires et évidentes ces vérités encore généralement méconnues :

La chimie enseigne que la matière est inerte, c'est-à-dire impuissante par elle-même et qu'elle ne doit son activité qu'à la présence d'une certaine force inhérente à ses molécules ou parties. Elle démontre que l'activité, la propriété des corps, leur force particulière est d'autant plus développée, plus apparente, plus énergique, que les parties ou molécules de ces corps sont plus séparées, plus mobiles; en d'autres termes, que la force active des corps, leur propriété est en raison directe de la mobilité de leurs molécules et en raison inverse de leur cohésion ou rapprochement. Enfin, en langage plus vulgaire et plus intelligible pour tous, qu'un corps quelconque, soit un remède, est d'autant plus actif, plus puissant, qu'il est plus divisé, réduit en plus de parties, plus de volume, plus d'étendue, qu'il occupe enfin plus d'espace.

En effet, si toutes les propriétés d'un médicament sont dues à la présence d'une force distincte de la matière, qui lui est inhérente, il est clair que chacune des molécules, infiniment petites, qui le composent,

doit avoir une force, une vertu médicinale égale.
Or, il tombera sous les sens que, si on augmente
la cohésion, c'est-à-dire le rapprochement des
molécules du corps, de manière à le resserrer
autant que possible, il est bien évident qu'on empêchera le développement d'action de chaque molé-
cule ; tandis que si on éloigne, sépare, divise à l'infini
ce même corps, on multipliera dès-lors ses molécules
ainsi séparées, et on augmentera d'autant la propriété de
chacune qui aura, en effet alors, son entier dégagement.
Ainsi, l'arsenic métallique, donné à plusieurs grammes à
un animal, ne produira aucun phénomène d'empoisonnement, parce que, sous cette forme, ce poison est à l'état
brut, et ses parties sont trop resserrées pour donner
jour à la propriété occulte, vénéneuse qu'elles ren-
ferment ; mais si on expérimente avec l'*acide arsenieux*,
c'est-à-dire avec une préparation plus divisée et différente du premier, on obtiendra des phénomènes
toxiques effrayants.

Il est donc permis de dire que plus les corps
se rapprochent de leur état brut, matériel, moins
ils agissent, et plus, au contraire, ils sont déliés,
réduits en gaz et arrivés ainsi à une division extrême,
plus, au contraire, leurs propriétés se développent
et prennent de l'intensité. Si on place un oiseau

sous une cloche renfermant un litre d'air, il suffira de 1/1500° de litre d'hydrogène sulfuré gazeux pour amener la mort; il en faut 1/200° pour produire le même effet sur un cheval. L'acide cyanhydrique (acide prussique) injecté en quantité presque impondérable dans les veines d'un animal, le frappe comme un coup de foudre. Cet acide est liquide, mais il entre en vapeur à 26°, et dans le corps humain il trouve une température de 36°. Alors, non-seulement il est vaporisé, mais sa *vapeur dilatée acquiert une force expansive plus grande qu'à l'état liquide.*

Ces expériences démontrent assez évidemment, j'espère, combien les corps acquièrent de force, d'action par la division extrême de leurs molécules; donc, l'extrême divisibilité, la préparation si infiniment ténue, gazeuse, des remèdes homœopathiques est une preuve de plus en faveur de leur action, puisqu'il est démontré par la science que les corps *n'ont une action puissante qu'à ce degré de préparation.* Pour être logique et vrai, il faudrait en conclure que ces remèdes seuls doivent agir, puisque, seuls, ils sont ainsi préparés; tandis que, dans l'autre Médecine où ils sont moins dilués, dynamisés [1], ils devraient

_____

1 Il est bien reconnu en chimie que la *dynamisation* d'un corps n'est pas réellement son *atténuation,* sa réduction seulement en molécules extrêmement ténues, mais bien, au contraire, la *multiplication,* le déve-

moins agir que les nôtres, mais comme ils sont donnés à fortes doses, à contre sens, et plusieurs à la fois, ils ont encore trop d'action et font encore trop de mal.

Qu'on ne s'étonne donc plus de la préparation ainsi atténuée de nos remèdes, puisqu'il est démontré qu'ils ont à ce degré une action plus puissante qu'à l'état brut.[1]

Qu'on se rappelle jusqu'à quel point extrême, infini, la physique nous a démontré la possibilité d'étendre la matière... le docteur Wolaston a fait un fil de platine qui n'avait que 1/1200e de millimètre d'épaisseur, c'est-à-dire, qu'il faudrait plus de 140 de ces fils pour former un faisceau de la grosseur d'un fil de soie d'un seul brin ! Quoique le platine soit le plus pesant de tous les corps connus, 3,000 pieds de longueur d'un tel fil ne pèsent pas plus d'un grain ! Bayle jeta dans 77 pouces cubes

loppement extraordinaire, puissanciel de sa force ou propriété; *dunamis* en grec veut dire force, donc, *dynamisation*, *dynamisé*, est l'état où se trouve un corps arrivé à un degré extrêmement développé de sa vertu ou puissance.

[1] L'histoire nous donne plusieurs exemples remarquables de la puissance des petites doses. Démocrite se soutint pendant trois jours par la vapeur qui se dégageait d'un pain chaud. — Bâcon cite un homme qui supporta l'abstinence plusieurs jours, en respirant l'odeur d'un mélange d'herbes aromatiques. — Bayle dit que deux personnes ont été purgées pour être restées dans une chambre où l'on pilait de la coloquinte. Un grain de musc pourra pendant de longues années remplir de son odeur un appartement ouvert, aéré, sans rien perdre de son poids, etc, etc.

d'eau, un grain de cuivre dissout dans l'ammoniaque, toute l'eau fut teinte en bleu : or, un pouce cube renferme 216,000,000 de parties visibles, le grain de cuivre avait donc été divisé en 77 fois 216,000,000 de parties, c'est-à-dire, en 16,632,000,000[1] de ces parties qui elles-mêmes auraient pu encore être subdivisées !!! Après de pareils exemples, qui osera nier encore que la matière soit divisible à l'infini ? Mais si on voulait réfléchir un instant sur la manière d'agir si différente des deux médecines, on comprendrait bien vite pourquoi elles doivent donner des doses opposées.

En effet :

Dans la Médecine des siècles passés et des écoles actuelles pourquoi donne-t-on plusieurs remèdes à la fois et à des doses si répétées et si énormes ? Que se propose-t-on d'établir ? Quel but désire-t-on atteindre ?

On le sait déjà, les Médecins, de tout temps comme aujourd'hui, n'ont jamais eu dans le traitement de toute maladie qu'une seule intention bien réelle, bien comprise, celle de combattre, contrarier, suspendre le mal existant, l'ennemi qui dérange l'harmonie de la santé. Or, comment peut-on combattre, détruire, terrasser un ennemi ? Est-ce avec une arme souple et légère, ou bien, n'est-ce pas plutôt avec une arme forte et puissante, avec des moyens plus énergiques et capables

[1] Pouillet Dumas, *Éléments de Physique.*

de produire sur le corps des effets plus saillants que ceux qui existent ?

Certes, en Allopathie, pour arrêter une fièvre, pour la couper, comme on le dit, pour la détruire, il faut nécessairement produire avec le remède un effet *plus fort* que celui qui existe, et tout-à-fait *contraire;* pour détourner la nature, de la tendance à cette fièvre, il faut établir chez elle une tendance *différente,* mais nécessairement *plus forte.* Or, pour créer dans l'organisme un effet plus grand que celui qui existe dans la crise maladive, il faut bien, absolument, employer une forte dose de remèdes; souvent même, de crainte qu'un seul médicament à grandes doses n'agisse pas assez énergiquement, il est indispensable afin de provoquer le *trouble,* la maladie *différente* qui doit remplacer celle qu'on cherche à combattre, d'en administrer plusieurs, combinés plus ou moins bien, et fort étonnés souvent de se trouver ensemble.

Les partisans de cette école sont donc conséquents à leur doctrine, quand ils emploient de grandes doses et de nombreux remèdes.

Mais les Médecins homœopathes dont la doctrine consiste, au contraire, non pas à arrêter une maladie en en créant une autre, mais bien *à aider* la maladie ou plutôt la nature dans sa crise, n'ont pas besoin d'employer de fortes doses pour ajouter un degré de plus aux efforts déjà existants de l'organisme ; il leur suffit toujours de la plus petite dose possible d'un remède convenable pour faciliter le travail, dont l'opération bien achevée peut seule rétablir la santé.

Si j'osais faire ici une comparaison un peu simple il est vrai, mais qui ne manque pas de justesse, je dirais : Une voiture pesamment chargée est traînée par deux forts chevaux qui se fatiguent en vain pour la sortir d'un mauvais pas. La voiture embourbée est la maladie ou la difficulté qu'il faut vaincre. Les chevaux suant, se remuant dans tous les sens avec toute leur intelligence, mais en vain, représentent les forces énergiques mais impuissantes de la nature ; le voiturier stimulant du geste, de la voix et du fouet, représente le Médecin qui encourage et exhorte le malade. Mais hélas ! la cure n'arrive pas, la voiture reste toujours dans le fossé. Le corps se maintient dans l'agitation, dans le trouble. Que faire ? Le bon sens l'indique aux plus simples. Atteler un troisième cheval qui comparativement aux deux autres n'est qu'une faible force, une petite dose, mais réelle, semblable à la force agissante, et cet infiniment petit, ce remède parfaitement homœopathique aux efforts de la puissance en action, ajoute une puissance nouvelle, énergique qui achève la crise, et sort enfin la voiture du mauvais pas où elle était entrée.

Au milieu de notre XIXᵉ siècle, entouré comme on l'est des merveilles étonnantes qui nous stupéfient d'admiration, qu'on ne s'étonne plus de l'action des petites doses et de celles qu'emploie l'Homœopathie. Eh! mon Dieu, qu'on se figure donc bien que nous ne sommes pas plus avares que nos adversaires des ressources de la nature; elles abondent il est vrai partout autour de nous, et vraiment, s'il fallait donner aux malades des verres d'aconit et de belladonne ou des litres d'opium et de digitale, qu'on soit bien certain que nous le ferions avec la même conscience si nous étions aussi logiquement convaincus de la nécessité de pareilles doses. Mais ce n'est pas dans la quantité du remède que réside pour nous la question de l'Homœopathie; certains confrères donnent déjà de plus fortes doses que ne le veut Hahnemann, et réussissent souvent. Les doses ne forment qu'une partie secondaire.

La principale chose, la question fondamentale, dogmatique de notre science, c'est:

L'homœopathicité du remède avec la maladie,

C'est-à-dire la *ressemblance* la plus grande des effets du remède avec les symptômes de la maladie.

Peu importe la dose.

Trouvez d'abord le remède le plus semblable au cas, puis vous en donnerez ensuite la quantité que vous voudrez, l'expérience vous dira plus tard si vous avez bien fait.

HAHNEMANN a reconnu, lui, qu'il valait mieux employer de très-faibles doses; nous avons foi dans ses travaux, notre pratique de dix ans, en tout conforme et fidèle à la sienne, nous a démontré qu'il avait raison, nous continuerons donc à suivre cette méthode jusqu'à preuve du contraire.

Un avantage immense qui résulte de l'administration de nos remèdes à pareilles dilutions, c'est que le médicament, ainsi atténué, dynamisé, ne peut agir que sur l'organe dont la sensibilité est exaltée par la maladie, ce qui explique encore l'action de celui-ci à pareille dose; tandis que si le remède ne convient pas au malade, l'effet ne peut se produire, attendu que la dose est trop minime pour agir sur des organes à l'état sain.

Notre méthode ne peut donc faire aucune espèce de mal quand elle ne fait pas de bien.... On sait si c'est là une précieuse qualité en sa faveur, et si la médecine des écoles peut offrir les mêmes chances.

Je ne terminerai pas ce que j'avais à dire sur les petites doses de nos remèdes, sans m'adresser spécialement aux SAVANTS à qui j'ai à donner une explication concluante encore de la vertu des remèdes à des doses infiniment petites...

Les lois les plus simples de la physiologie ne vous

démontrent-elles pas de quelle manière se passent les phénomènes de la vie.... Ne savez-vous donc pas que c'est à l'aide d'une force *invisible, occulte* que s'élaborent toutes les fonctions les plus *matérielles* des corps animés. N'avez-vous pas des preuves nombreuses de l'influence du moral sur le physique, d'une cause *invisible, impondérable* sur la *matière*... La jeune fille qui entre pour la première fois dans un salon éprouve de *l'oppression*, de la *rougeur au visage*, des *palpitations violentes*, du *trouble,* etc., etc., et pourtant personne ne l'a touchée, personne ne lui a dit un mot.— Un nom bien souvent, entendu au milieu d'une conversation, ne suffit-il pas pour bouleverser subitement toute la constitution d'une femme aimante, impressionnable. Or, quel rapport y a-t-il entre ces causes morales, immatérielles, invisibles et les effets énergiques, nombreux qu'elles ont produits.... N'est-ce pas là des preuves étonnantes de l'action évidente, irrécusable, majeure, d'agents infiniment petits, puisqu'ils sont invisibles, sur des corps organisés et d'une force plus grande? Certes, c'est bien là un argument en notre faveur, et qui nous prouverait, si nous n'étions convaincus déjà, que ce n'est plus avec de la matière, avec des doses énormes de remèdes qu'il faut agir sur notre corps; qu'il est doué d'une force occulte, d'un principe vital qui lui sert de moteur; d'un esprit ou fluide invisible, impondérable,

imprimant à notre corps les mouvements, les oscillations,
les sensations diverses qu'il perçoit lui-même des causes
nombreuses qui l'affectent... Non, ce n'est plus avec
des leviers et des câbles qu'on commande aux lois de
la vie... Ce n'est plus avec des instruments de physique
qu'on peut agir sur la force vitale, sur cette puissance
magnétique qui, chez tous les êtres animés, préside
à leur conservation, qui entretient chez eux l'équilibre parfait; non, ce n'est plus avec de la matière,
mais bien avec une médecine *spiritualisée*, si je puis
m'exprimer ainsi, qu'on agira sur l'*esprit* de notre
corps et qu'on lui imprimera des modifications puis-
santes, intelligentes, qui amènent les réactions, les
crises heureuses dont notre nature a besoin pour
reprendre son harmonie suspendue.

Ainsi donc, la chimie, la physique et la physiologie
même nous démontrent la réalité de l'action de nos
infiniment petites doses; qu'on ne les trouve donc plus
si extraordinaires, et qu'on s'occupe sérieusement à
les étudier, à les expérimenter pour en reconnaître les
effets étonnants et si heureux. Mais que nos adversaires
soient de bonne foi et sans prévention, et qu'ils ne fassent
pas comme les *Andral*, les *Gerdy* et les *Bailly*, de l'école
allopathique qui ne se sont pas livrés consciencieuse-
ment à cette étude, lorsqu'ils ont voulu l'expérimenter et qui devaient nécessairement échouer... Tout

princes de la science qu'ils étaient, ils n'étaient pas en droit de se servir de nos armes qu'ils ne connaissaient pas, et, quoique géants, leurs mains devaient être impuissantes à les manier... Non, ce n'est pas sans études préalables et approfondies de l'Homœopathie qu'on pourra jamais, tout habile que l'on soit d'ailleurs, se servir avec fruit de ses remèdes... Mais qu'on aborde avec bonne foi et avec zèle cette science et elle répondra, comme elle le fait depuis un demi-siècle, à tous ceux qui la pratiquent avec une conviction et une conscience religieuses.

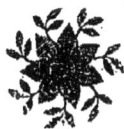

RÉGIME HOMŒOPATHIQUE.

SOINS HYGIÉNIQUES, HABITUDE DE VIE A SUIVRE PEN-
DANT LE TRAITEMENT D'UNE MALADIE, ET MÊME
DANS LE COURS DE LA PLUS BELLE SANTÉ.

> « Pour vivre long-temps, l'homme ne doit
> » faire usage que d'aliments nourrissants et non
> » médicamenteux. »   HUFFELAND.

Quand la Médecine n'était encore exercée que par
les philosophes de l'Égypte et de l'Asie, on sait qu'ils
avaient choisi, pour donner leurs conseils, les endroits
les plus élevés et les mieux exposés aux rayons du
soleil. Ils étaient persuadés que le premier et le
meilleur remède nécessaire au rétablissement comme
à la conservation de la santé, était l'exercice du corps
et le séjour au milieu d'un air pur et souvent renou-

velé. Aussi les malades qui allaient au sommet de la
montagne consulter, dans le temple divin, le prêtre ou
le sage, sur les maux dont ils étaient souffrants, trou-
vaient souvent une guérison douce et durable dans
l'exercice qu'ils étaient obligés de faire chaque jour
pour aller chercher un remède à leurs douleurs. De
nos jours encore, que de pélérinages, faits à pieds par
des malades infirmes, n'aurions-nous pas à citer, et
dont les guérisons sont attribuées à cette espèce de
gymnastique hygiénique, répétée chaque jour, dans
un air vif et d'une pureté enrichie des parfums de
mille fleurs.

Ce n'est donc pas souvent pour se défaire, comme
on le dit, de leurs malades, que les médecins les
envoient à la campagne dans des saisons où l'air est
réchauffé par une douce chaleur, où la campagne est
couverte d'une végétation odorante, où l'esprit,
débarrassé de mille soucis de la ville, se repose
agréablement dans une oisiveté salutaire. A toutes les
époques de l'histoire de la médecine, on peut voir
que l'hygiène a toujours occupé les Médecins, comme
une ressource puissante et utile dans le traitement des
maladies. De tous temps, en effet, on a regardé comme
de la plus haute importance les soins qu'il fallait
observer, dans la nourriture et dans les habitudes de

l'esprit et du corps. Ce sera donc avec une juste raison qu'on verra les Médecins homœopathes apprécier une si sage conduite, et insister avec sévérité pour qu'elle soit toujours rigoureusement suivie. On ne s'étonnera pas non plus si on remarque aussi que la nouvelle école traite avec la même perfection qu'elle le fait pour les autres, cette partie essentielle de l'art de guérir.

Hygiène.

La condition essentielle du régime homœopathique consiste à défendre et éloigner le plus possible, soit des aliments, soit des habitudes de la vie, les *substances médicamenteuses;* c'est là toute l'importance de ce régime, importance qui n'avait pas été pressentie avant HAHNEMANN. Et pouvait-il en être autrement, l'action des médicaments, une fois bien précise et connue? Comment compter jamais sur les effets d'un remède donné au malade, si, dans la journée, dans sa nourriture ou dans sa toilette, il se trouve sous l'influence d'un autre médicament, qui, lui aussi, aura et développera une action? Je vous le demande : auquel des deux, alors, de celui donné par le Médecin ou de celui pris par mégarde par le malade, faudra-t-il attribuer les changements de la maladie?

Ceci ne serait encore qu'un demi-mal, si les choses se passaient toujours bien. Mais il peut arriver

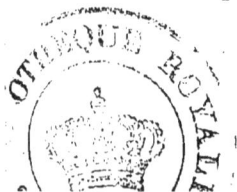

souvent, dans ce cas, ou que le remède donné par le Médecin se trouve détruit par celui que respirait, dans la journée, le malade; ou bien encore que ces deux remèdes, agissant dans le même moment, ne viennent à produire des effets nuisibles et toujours inattendus. De quelle manière que la chose tourne, le résultat sera nuisible; il est donc de la plus grande prudence de placer le malade dans des conditions convenables, et de l'éloigner, en l'avertissant, des mesures qui pourraient contrarier le traitement.

Le régime homœopathique a plusieurs conditions essentielles :

1º De ne pas être médicamenteux;

2º D'être nourrissant sous un petit volume;

3º De ne pas être excité par des liqueurs ou vins trop alcoolisés;

4º De laisser toujours écouler au moins deux ou trois heures après les repas ou avant, pour prendre les remèdes ordonnés;

5º Enfin, de défendre, sous le rapport des habitudes, soit dans la toilette ou les vêtements, tout ce qui serait contraire à la maladie et au traitement. Pour tout ce qui regarde les facultés intellectuelles et affectueuses , il convient de modérer également et les travaux de l'esprit, et les sensations du cœur.

Le malade trouvera, dans le tableau suivant, la règle précise et invariable qu'il devra suivre pendant tout le cours du traitement homœopahique et même en état de santé, s'il tient à la conserver.

INDICATION

Des différentes choses utiles au malade, et parmi lesquelles il sera libre de choisir ce qui lui conviendra le plus.

POTAGES. — Au bouillon de bœuf, de mouton ou de grosse volaille; au beurre, au lait; avec du pain, riz, vermicelle, semoule, orge, avoine; les fécules de salep, de pommes de terre, aux diverses pâtes et farines de froment, maïs, toujours sans autre mélange et assaisonnement qu'un peu de sucre.

VIANDES. — Bœuf, mouton, volaille, dindons et pigeons pas trop jeunes, poissons d'eau douce, poissons de mer, frais; œufs, seulement à la coque, laitances et cervelles au beurre, gibier peu fait, toujours sans épices et aromates.

LÉGUMES. — Tous ceux qui ne sont pas médicamenteux, tels que : pommes de terre, épinards, haricots

verts et blancs, chou-fleurs, pois verts, courges, bettes,
au beurre, au jus de viande, au lait, et jamais à la
vinaigrette.

FRUITS. — Pommes, poires, prunes, fraises, cerises,
raisins, tous très-murs, seulement comme dessert et
jamais comme nourriture.

Les confitures acides, les hors-d'œuvre, thon,
cornichons, épices, etc., sont sévèrement défendus.

BOISSONS. — L'eau pure, sucrée, panée ou lactée,
ou quelquefois aiguisée d'un peu de vin vieux, dans
les maladies chroniques; tisanes d'orge, de riz, de
gomme, suivant l'avis du médecin.

MORAL. TOILETTE. EXERCICE. — Le malade fuira les
causes de contrariété et de chagrin, évitera la lecture
trop entraînante, les spectacles, les jeux de hasard,
qui troublent la tranquillité de l'âme, font éprouver
des émotions trop fortes et toujours inattendues. Il se
gardera bien de dormir après les repas et de conserver
des fleurs dans les appartements; il aura soin de se
coucher toujours à la même heure, de se lever matin
et de faire de l'exercice en plein air. Il songera à bien
aérer ses appartements; à les garantir de l'humidité,
comme aussi à les préserver d'une trop grande chaleur,
surtout de celle qu'on se procure dans certains pays à

l'aide de la houille et des poêles en fonte : il faudra
toujours tenir, sur ces derniers, un vase contenant de
l'eau destinée à se vaporiser et à remplacer dans
l'atmosphère de l'appartement l'humidité de l'air, qui
est absorbée par la chaleur; on évitera par ce moyen
des maux de tête, une espèce de sècheresse qu'occa-
sionnent toujours ces vastes foyers.

On observera la plus grande propreté dans ses vêtements et sur son corps; on nettoiera ses dents avec
de l'eau pure, avec la poudre de croûte de pain brûlée,
sans odeurs cosmétiques, etc.; de même pour les
cheveux ou la peau. Si le malade a l'habitude de priser,
il la conservera en ayant soin d'en être sobre; s'il fume,
il ne pourra le faire qu'avec une pipe garnie d'un long
tube, et toujours à distance des remèdes.

Nota. Tout ce qui n'est pas ici prescrit est sévèrement
défendu, tel que : acides, salaisons, liqueurs, café,
oignons, odeurs, etc. Infusions de toute espèce, thé,
punch, bichof, etc.

AVIS IMPORTANT.

Je ne sais rien au monde de plus funeste, dans toutes
les occasions possibles, que les saignées, sangsues,
ventouses, vésicatoires, purgations, etc., qui minent
rapidement la constitution la plus forte au lieu de la
guérir. L'opium, dont beaucoup de Médecins abusent

tant, est réellement un poison qui, dans tous les cas où ils l'emploient, ne produit jamais que du mal toujours irréparable ; c'est un médicament qui, au lieu de calmer les douleurs comme on le croit, paralyse, engourdit le système nerveux, au point qu'il y a suspension de douleurs, c'est vrai, mais aussi suspension de fonctions, atonie, infiltration, hydropisie et la mort !

Je citerai encore la *digitale*, la *morphine*, etc., dont on fait un usage si nuisible, et surtout le *mercure*, avec lequel certains praticiens frictionnent leurs malades de la tête aux pieds, en les plongeant ainsi dans un abîme de souffrances atroces, de convulsions, etc., d'où ils ne sortent, hélas ! que couverts d'un peu de terre, en cachant ainsi aux yeux du pauvre public l'ignorance et les fautes d'une semblable médecine !!!

Nous savons aussi que certains beaux esprits parmi nos adversaires, et il y en a, attribuent tous nos succès à l'influence seule de notre régime, ou, ce qui est plus fort encore, à la puissance de l'imagination ! Certes, quand on a eu le talent de faire une pareille découverte, il faut avouer qu'on est bien maladroit et coupable de ne pas la mettre à profit comme nous, puisqu'elle est à la portée de tous les Médecins, depuis les plus simples jusqu'aux plus habiles.

TABLEAU

A CONSULTER AVANT D'ÉCRIRE A SON MÉDECIN,

OU DE LE VOIR.

Le malade indiquera successivement son âge, son état physique, sa constitution, grèle ou forte, etc., son état moral, intellectuel, son caractère gai ou triste, etc., il énumèrera les douleurs qu'il souffre, précisera autant que possible leur siège, leur durée, leur caractère et les sensations qu'elles font éprouver. Les circonstances qui influent en bien ou en mal sur sa maladie, telles que : le repos, le mouvement, le froid, la chaleur, le jour, la nuit, le matin, le soir, etc. L'état du sommeil, la nature des rêves et tous les écarts de l'imagination, illusions d'optique, visions, etc.

Il donnera aussi l'état

Des yeux,	Du goût,	Des sueurs,
Des oreilles,	De l'appétit,	Des palpitations,
Du nez,	Des digestions,	Des glandes,
Des dents,	Des selles,	De la peau et de sa couleur,
Des gencives,	Des urines,	Des fonctions génitales,
De la bouche,	De la respiration,	De leur activité,
De la langue,	De la toux,	De leur puissance
De l'haleine,	Des crachats,	Ou de leur faiblesse.

Les femmes devront, en outre,

Indiquer l'état de leurs règles, si elles avancent ou retardent, si elles ont des pertes blanches avant ou après; si elles sont enceintes ou non, etc.

On devra aussi faire part des maladies graves qu'on aurait eues, et des traitements qui auront été suivis.

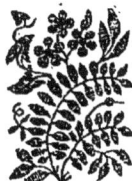

AVANTAGES DE L'HOMŒOPATHIE

SUR

TOUTES LES AUTRES MÉDECINES.

« Comme question de Médecine et de Philosophie ,
» l'HOMŒOPATHIE est appelée à régénérer l'espèce
» humaine. »

Il est bien facile de reconnaître à-présent, après l'exposé théorique que j'ai donné de la nouvelle Médecine, de quelle supériorité elle brille à côté de toutes les autres; fondée en effet sur une *Loi* simple, vraie, toujours facile à reconnaître par mille expérience, cette réforme intéressante devait nécessairement l'emporter sur tous les systèmes qui ont paru avant elle, tous sans loi, sans code, sans règle sûre pour servir de guide et de boussole aux savants déroutés. Quels services en effet peut rendre à l'humanité la Médecine des écoles malheureusement encore pratiquée dans les hôpitaux, enseignée dans les facultés et sous les rigueurs de laquelle j'ai dû passer pour arriver à l'Homœopathie.

Quel bienfait peut réaliser une science aussi incomplète, que chaque partisan pratique à sa manière, sans se conformer à aucune loi, à aucune charte, comme cela devrait être; quel bonheur apportera à la génération à venir, une pareille médecine, qui ne sait pas que le sang est un produit précieux, résultant de la combinaison de toutes les fonctions de la vie, et constituant lui-même les éléments les plus importants de la force et de la santé... Qui l'ignore assez pour le verser par torrent, chaque jour et à chaque heure... Une Médecine qui ne connaît pas encore les effets des médicaments sur l'homme sain, et qui les prodigue tous les jours à pleine main, dans toutes les maladies, sans se douter que le patient, obligé de subir l'action vénéneuse de tant de poisons, meurt, le plus souvent, des effets nuisibles des médicaments plutôt que de sa maladie qui, abandonnée à elle-même, se fût peut-être dissipée par les forces seules de sa constitution.

Vraiment, si les malades savaient combien est funeste aux lois de la nature, la Médecine basée sur les *contraires*, et qui n'aborde les maladies de toute espèce qu'avec

des sangsues, des saignées, des ventouses, des vésicatoires, de violents purgatifs, des bouteilles remplies
d'une foule de drogues noires et amères, nauséabondes
et dégoûtantes, etc., etc. Le peu de confiance qu'ils
professent déjà généralement pour leurs Médecins, se
convertirait bien vite en une répulsion et une crainte
qui ne seraient pas même tempérées par le zèle et la
douceur, la science et le grand âge des meilleurs d'entre
tous. Certes nous ne sommes pas bien éloignés de ce triste
temps où les *Sangrado* et les *Diafoirus* de l'époque furent
si spirituellement baffoués par le génie de Molière; et
pourtant, aujourd'hui, les mêmes erreurs, les mêmes
absurdités mériteraient à plus juste titre, peut-être, une
leçon plus appropriée encore et plus sanglante.

Mais, pourquoi les frapper d'un ridicule aussi
bien mérité? Pourquoi les accuser de leurs errements
perpétuels? Ils doivent être innocents, nous aimons
à le croire; et plus à plaindre qu'à blâmer, car
habitués aux ténèbres de l'erreur, les yeux de leur
intelligence ne sentent plus le besoin de la lumière... Ils
ne la soupçonnent même plus, et c'est tellement vrai
que lorsqu'elle leur apparaît çà et là, ils vont jusqu'à
la nier, au point que c'est alors le cas de leur répéter
ces belles paroles du CHRIST : « Mon père, pardonnez-
leur car ils ne savent ce qu'il font! »

Oui, pour ceux qui, au milieu de ce chaos désespé-

rant, luttent avec conscience et usent leur vie à faire
le bien en pratiquant une doctrine qui ne répond pas à
leurs désirs, pour ceux-là, nous aurons un généreux
pardon; parce que nous sommes convaincus que
l'orgueil et la vanité n'ont pas corrompu leur esprit et
leur cœur; oui, à ceux-là, quoique nons n'ayons besoin
de personne, nous tendrons volontiers la main, parce
que sitôt que la vérité nouvelle leur apparaîtra, nous
savons qu'ils l'adopteront. Mais à ceux qui nient avec
méchanceté, à ceux qui condamnent sans savoir et
qui ne sentent pas le besoin d'un progrès tant désiré,
à ceux-là tout notre blâme et nos justes reproches.

DÉSAVANTAGES DE L'ALLOPATHIE :

La Médecine actuelle, telle qu'elle est professée dans
les écoles, par les *Andral*, *Gerdy*, *Louis*, *Chomel*,
Bouillaud, etc., etc., et pratiquée dans les hôpitaux,
au lieu de reposer sur la vérité, n'est qu'un tissu d'erreurs et d'oppositions flagrantes,

Car on lui reproche :

1o De ne pas avoir de LOI qui constitue sa science;

2o D'ignorer les propriétés réelles des médicaments;

3o D'employer à profusion des remèdes qu'elle ne
connaît pas;

4o De convertir les maladies aigues en maladies
chroniques, par le traitement contraire des
premières;

5° De regarder le sang comme la cause des maladies, tandis que son trouble, ses congestions ne sont que des effets;

6° De faire taire les symptômes saillants de certaines maladies par des palliatifs puissants, sans chercher à guérir les causes de ces mêmes symptômes;

7° De changer ainsi, défigurer une maladie, et de la rendre incurable souvent, en faisant taire un instant son symptôme principal ;

8° D'envoyer à chaque saison des milliers de malades, tous différents, aux eaux minérales, dont elle n'a jamais encore étudié sur l'homme sain les propriétés réelles, dont elle ignore physiologiquement les effets;

9° De continuer malgré les réapparitions fréquentes de la petite vérole sur les vaccinés, de se servir toujours du vaccin pris sur l'homme et non pas sur la vache ;

10° De perpétuer indéfiniment les germes de la phtysie, de la syphilis, de la psore, des scrofules, des cancers, etc., etc., en continuant de vacciner avec le vaccin de l'homme, nécessairement infecté ;

11° De terminer trop promptement avec l'aide de la Chirurgie, des maladies qui pourraient se guérir sans elle ;

12° Enfin, car je n'en finirais pas si je voulais énumérer tous les désavantages de cette pratique, on lui reproche, au milieu de ses procédés si stériles et je dirai presque si homicides, de se montrer assez vaine de sa science pour refuser toujours et rejeter de son sein les progrès, les découvertes qui s'opèrent autour d'elle, et qui lui offrent en parallèle, des résultats si concluants et si merveilleux.

Que dire maintenant pour l'apologie d'une telle science en face de pareilles et si funestes erreurs?.... Que faire pour lui gagner les esprits dégoûtés et qui s'éloignent d'elle ? faudra-t-il rappeler les études profondes et consciencieuses de certains érudits : le zèle, le dévouement, le courage de plusieurs au milieu des épidémies et dans les déplorables catastrophes qui bouleversent les sociétés?... Certes, personne n'est mieux disposé que nous à admirer les travaux gigantesques, précieux de nos illustres confrères; personne ne saura mieux que nous tresser des couronnes pour les poser sur les fronts nobles et élevés de ces hommes généreux qui, au péril de leur vie, et oubliant leurs familles, sont allés trouver les fléaux et porter les secours de leur art aux pestiférés de tous pays!... Gloire, oui, gloire à tous, cent fois.... Mais hélas ! le bon vouloir n'a jamais pu tenir lieu de la science, et c'est elle... C'EST SA LOI, elle seule qui a toujours manqué et qu'on regrette dans la médecine de nos adversaires !!!

Comme on vient de le voir, les désavantages que présente la Médecine des écoles sont si importants, si fondamentaux, qu'il n'y a rien d'étonnant, que l'art de guérir, basé sur de pareils principes, ait été depuis si longtemps une déception continuelle, une dérision amère, et soit encore livré ainsi que ses partisans au discrédit et au dégoût du monde entier.

L'Homœopathie au contraire, établie comme je l'ai démontré sur des lois naturelles, s'offre à la critique sévère du savant, sans la crainte du grand jour, et sans redouter les expériences qui peuvent seules faire juger sa valeur, et qu'elle réclame sans cesse, avec instance de la part des hommes froids et impartiaux qui semblent reculer devant la peur de sa réussite et qui osent la condamner sans la connaître!

Elle apporte aux savants et aux philosophes les vérités suivantes qui donnent la portée de sa valeur et qui la rendent supérieure à toutes les méthodes qui l'ont précédée jusqu'à ce jour.

AVANTAGES DE L'HOMŒOPATHIE.

1° Elle traite les maladies par les semblables, c'est-à-
dire en imitant la nature au lieu de la contrarier.

2° Elle est en cela conforme aux mouvements de la
nature qu'elle aide en lui appliquant des forces
nouvelles et semblables aux siennes.

3° Avant de se servir des médicaments, elle a commencé par les étudier.

4° Elle sait qu'en donnant à un malade un remède
quelconque dans le but de l'étudier, les effets ou
symptômes qu'on observe peuvent dépendre aussi
bien de la maladie que du remède ;

5° Si on le donne au contraire à un homme bien
portant, on est sûr que les effets observés avec
soin, seront de toute nécessité produits par le
remède, et constitueront ainsi ses propriétés
réelles.

6° Elle ne donne jamais qu'un seul remède à la fois, pour
ne pas en contrarier l'action par celle d'un autre.

7° Avant d'administrer un nouveau médicament, elle
conseille toujours d'attendre que le précédent ait
fini de jouer son rôle.

8° Elle n'emploie jamais les remèdes qu'après en avoir
développé les propriétés occultes par une préparation convenable et pure de toute combinaison
avec d'autres substances.

9° Les doses sont infiniment petites, en raison de leur énergie, puissante à ce degré, de l'impressionnabilité des malades et du peu d'élan qu'il suffit quelquefois d'imprimer à l'organisme placé déjà instinctivement sur la voie de la réaction.

10° Enfin, par la découverte admirable des remèdes et des spécifiques réels, puissants, qu'elle possède, elle est seule parvenue jusqu'à ce jour à la guérison radicale des maladies qui lui sont confiées, sans faire pour cela, *comme les autres méthodes*, qui anéantissent les forces des malades, au point de les rendre valétudinaires toute leur vie, quand ils ne meurent pas lors du traitement; elle a seule l'avantage immense de détruire peu à peu, chaque jour, les miasmes, virus, vices qui détériorent depuis tant de siècles les générations humaines, et de transformer ainsi nos races décrépites et idiotes en populations au sang pur et vigoureux, aux formes athlétiques et à l'intelligence noble et productive, etc.

Certes, en face d'un pareil contraste entre ces deux Médecines, qui se disputent l'honneur de la supériorité, personne ne pourra hésiter à accorder la préférence à celle qui la mérite de droit.

Veut-on une dernière preuve du mode d'action des

8

deux méthodes, dans le traitement des maladies, pour établir un jugement définitif sur leur valeur thérapeutique, qu'on me suive donc dans l'exposé rapide et précis que je vais faire de leur manière d'agir dans les maladies, et on sera positivement alors dans le cas de prononcer sur elles en dernier ressort; voyons :

TRAITEMENT
DES MALADIES INFLAMMATOIRES.

Dans tous les dérangements de la santé qui arrivent subitement par suite de mille causes et qui se caractérisent : par de la chaleur à la peau, de la fièvre, de l'oppression, de la congestion dans certains organes, de la douleur, etc., etc. L'*ancienne école* conseille et pratique d'abondantes saignées, que la maladie ait été causée par un coup de froid, par une frayeur, par une chute, n'importe la cause; la saignée toujours et souvent, dans le but d'abattre l'élément inflammatoire, la fièvre, la chaleur, l'agitation, qui ne sont, hélas! que des efforts de la nature qu'il faudrait respecter, utiliser en les faisant tourner au profit de la guérison, dont ils commencent toujours et indiquent le travail et la voie.....

On sait ce qu'il arrive d'un pareil traitement : le malade s'affaiblit par les pertes successives d'un fluide

aussi précieux que le sang, la diète exagérée ajoute
encore à sa faiblesse, la nature épuisée ne réagit plus
et tombe dans une prostration dont on cherche en vain
à la relever avec des remèdes nombreux, à fortes
doses, dont on ignore complètement les propriétés
réelles et qui imposent forcément à la constitution qui
les élabore, l'action délétère et souvent meurtrière de
leur puissance énergique.

Quel dédale et quelle déception, pauvres malades!
triste médecine !!!

QUE FAIT, EN PAREIL CAS, L'HOMOEOPATHIE?

Elle examine avec soin les symptômes, les décrit,
en fait un tableau, puis s'informe de la cause et ap-
plique un remède à la maladie existante.

Si la réunion des phénomènes morbides a été, je
suppose, occasionnée par l'action du froid, on donnera,
ou *belladonna*, ou *chamomilla*, ou *dulcamara*, c'est-
à-dire celui de ces remèdes dont les effets observés sur
l'homme sain ressemblent le plus à ceux qui sont la
suite d'un refroidissement; si c'est par une frayeur,
aconit, *opium*, etc.; par le chagrin, *ignatia*, *acide
phosphorique*, etc.; par une chute, *arnica*, *ruta*, etc.;
la cause, comme on le voit, est pour beaucoup dans
l'indication du remède.

Elle se gardera bien de tirer du sang, elle sait en effet que ce n'est pas ce liquide qui est la cause des maladies ; qu'il n'est jamais en trop grande quantité dans les vaisseaux, pour qu'on soit obligé de le verser à pleins vases ; qu'il n'est, au contraire, troublé que par un défaut d'équilibre ; que, s'il y a congestion dans une partie quelconque, cela ne tient qu'à la gêne actuelle, momentanée de son cours, qu'il faut savoir rétablir.

C'est à l'aide du système nerveux qui préside, lui, aux fonctions de la vie ; à l'aide du sang, qui est le réparateur par excellence, que les désordres arrivés dans la santé tendent à se dissiper, et que l'harmonie un instant troublée cherche à se rétablir.

C'est donc en s'adressant à ces deux puissances majeures, à ces deux leviers intelligents que le médecin peut seulement arriver au résulat qu'il cherche, et l'Homœopathie possédant des remèdes dont l'action sur les nerfs et sur le sang offre une efficacité constante et admirable, devra donc toujours amener les guérisons les plus heureuses, tout en conservant les forces des malades, qu'elle ne torture jamais, pas plus avec des sangsues, des saignées, des ventouses, qu'avec des drogues infectes et vénéneuses administrées en abondance et tous les jours.

Toutes les maladies aigües telles que : fièvre cérébrale et typhoïde, inflammations, congestions de sang, ~~~~~ de poitrine, dyssenterie, choléra, etc., etc., sont traitées avec le plus grand succès au grand ébahissement de nos adversaires, qui le nient toujours obstinément, n'ayant pas le courage de s'avouer battus.

MALADIES DE LA PEAU.

La Médecine allopathique regarde les maladies de peau comme tout-à-fait locales, et dirige son traitement dans ce sens; ainsi elle les aborde toutes avec des frictions, pommades, bains, qui ont bien vîte débarrassé la peau des boutons, dartres, ulcères qui y étaient établis depuis longtemps; elle donne ainsi au malade l'apparence d'une santé meilleure, d'une guérison complète, bientôt démentie par les désordres sérieux qui éclatent plus tard, il est vrai, mais toujours dans d'autres parties du corps : désordres bien plus graves que n'était la maladie première, qui deviennent incurables, et qui ruinent rapidement la constitution la plus robuste. L'espèce de traitement *interne* qu'elle emploie et qui est composé de tisanes dont les effets sont inconnus et insignifiants, ne peut pas être compté ici, car il est toujours aussi inutile que peu rationnel.

L'Homœopathie agit tout autrement, et elle fonde, comme toujours, sa pratique sur les lois les plus saines de la physiologie; ainsi elle sait que : la peau couvrant

la surface de notre corps, semble avoir été créée pour
être une barrière vivante entre le monde extérieur
nous; qu'elle est douée d'une vie nerve, d'une sensibilité exquise, développée chez elle par un réseau nerveux qui s'épanouit à sa surface; et qu'elle est placée au
pourtour extérieur de notre être, comme une sentinelle
vigilante destinée à prendre dans l'air les atòmes qui
nous sont utiles, et à transmettre au dehors les sucs
nuisibles à la constitution et rejetés du centre à la
circonférence..... Elle sait que toutes les parties de
notre organisme sont liées intimement par une étroite
sympathie, et qu'il n'est pas possible qu'une seule
d'entr'elles soit lésée, troublée dans ses fonctions, sans
que les autres ne participent plus ou moins à ce malaise. Elle soutient que nul virus, miasme, nul principe
morbide ne peut être absorbé par la peau, sans que
toute la constitution ne s'en ressente et n'en soit
infectée; que les maladies de la peau enfin ont une
corrélation intime avec tous les organes profonds du
corps; que les boutons, dartres, ulcères, etc., ne sont
que des aboutissants de la maladie, et l'annonce d'un
être morbide logé dans les tissus, et pourchassé au-
dehors par la force instinctive de la nature... Elle
enseigne que toutes ces manifestations extérieures ne
sont que les ouvertures artificielles que le corps s'est
créées pour rejeter au-dehors l'humeur, le principe

nuisible qui circule au-dedans de lui... que ces ouvertures doivent être respectées pour servir au médecin de boussole, de guide sûr dans le traitement qui n'amènera la guérison, qu'à mesure que ces symptômes externes *traités intérieurement*, disparaîtront.

Elle ne conseille donc jamais dans toutes ces maladies-là, qu'un traitement général interne qui doit avoir pour effet : de purifier, si je puis m'exprimer ainsi, la constitution entachée de ces humeurs, et de rétablir la peau, par la suite, dans les conditions de fraîcheur, de coloris, de beauté qu'elle doit avoir.

Que résulte-t-il de la différence de ces deux traitements? Le voici :

De celui de l'Allopathie, il advient toujours : la répercussion des maladies de peau sur des organes importants à la vie, et dont les souffrances et les désordres amènent bientôt des crises terribles et souvent la mort.

Tandis que de celui de l'Homœopathie, il n'en résulte toujours : que la santé avec toutes les chances plus sûres de force, de fraîcheur et d'harmonie, qui mènent à une longévité belle et heureuse.

Enfin, la première contrarie toujours la nature, fait partout une opposition despotique, absurde, qui arrête ou fausse les tendances natives, et les pousse nécessairement ainsi dans une voie subversive et malheureuse.

La seconde, au contraire, l'Homœopathie, se

conforme en tout aux mouvements de la nature, dont elle sert les vues et les inclinations toujours si intelligentes et si harmonieuses, quoi qu'on en dise.

En effet : pourquoi ne pas laisser agir ou imiter la nature, qui produit autour de nous de si étonnantes merveilles ? N'est-ce pas elle qui préside avec une si admirable sagesse à tous les phénomènes qui nous entourent, qui entretient l'équilibre parfait qui nous étonne autour de nous ? La voit-on quelque part marcher d'une manière irrégulière ? n'offre-t-elle pas partout l'harmonie la plus constante ? Pourquoi voudrions-nous donc faire le contraire, et marcher dans une voie d'opposition, de luttes, de combats avec le monde? Pourquoi chez l'être qui jouit de la plus belle structure, voudrions-nous suivre une marche tout-à-fait inverse à celle qui lui a été imposée d'abord ? On s'occupe de l'homme comme d'une machine inerte, sans élasticité et sans vie; on frappe sur lui comme sur une enclume, et on ne se doute pas qu'il réagit et se révolte contre une semblable tactique, en établissant des désordres que ni lui, ni les soins de l'art ne peuvent souvent plus détruire; de là la grande mortalité qui règne parmi nous, tandis que les autres animaux, moins présomptueux et plus heureux, vivent exempts de nos misères, au moins quatre à cinq fois le temps qu'ils mettent à croître, mais l'homme, le roi de la création, le fermier intelligent du globe, vit à peine le temps nécessaire au développement de sa constitution... On sait en effet que la durée moyenne de la vie de l'homme n'est que de 30 à 32 ans.

Extasiez-vous donc maintenant, savants et moralistes, si fiers de vos progrès ; extasiez-vous sur la beauté de l'homme, sur la perfection de ses rouages ; étonnez-vous de sa riante végétation, de sa force, de son intelligence et de la longévité qu'il semble annoncer ; et vous aurez à peine tourné le dos, qu'on viendra vous parler de maladies et de mort ! ! !

Non, on n'a jamais, avant l'Homœopathie, bien étudié et bien compris les fonctions de la vie, et les *facultés natives* de l'homme ; on n'a jamais fait qu'opposer de la résistance là où l'on devait céder, de la contrainte où il fallait de l'attraction ; et on a suivi cette tactique maladroite en physique comme en morale ; on crie partout à l'abolition de l'esclavage, on parle de charité et d'amour, et toujours on perpétue la lutte, l'antagonisme et l'exploitation de l'homme par l'homme ; on ne trouve partout que guerre, force, contrainte, tyrannie, esclavage et opposition. Eh bien ! grâce à la Médecine nouvelle, qui a compris enfin la vie de l'esprit et du corps, ce n'est plus qu'avec harmonie, attraction, sympathie, qu'on devra aborder les questions morales et matérielles... Les conseils éclairés, la douceur remplaceront désormais, en éducation, les férules, pensums et cachots, qui n'ont jamais servi qu'à irriter, aigrir et fausser de jeunes cœurs, qui auraient pris autrement une impulsion différente et meilleure, et qui ont été perdus pour la société, dont ils auraient pu faire le plus bel ornement... Non, plus de contrainte et d'opposition désormais, plus de combats nulle part, plus de duel ni de guerre ; plus rien de ce carnage autorisé; tout palpitant de matérialisme et d'une sauvagerie brutale, et qui nous rappelle, hélas! avec trop de vérité, ce vers du poëte si bien surnommé le bon et le sage :

« La raison du plus fort est toujours la meilleure. »

Non, plus rien de ces peuples héroïques et bardés de fer, qui s'entredéchiraient, au lieu de s'unir en se tendant la main, pour travailler ensemble à la conquête du globe et à l'embellissement riche et heureux de sa surface; plus de contrainte morale, plus de cette stupide opposition qui fourvoie la nature et annihile ses ressources si fécondes, ses facultés si intelligentes... L'humanité est enfin sortie de ses langes, où l'avaient retenue trop longtemps les siècles barbares et guerriers; elle a traversé déjà sa période d'adolescence, en usant la civilisation qui lui a apporté les miracles de la science et de l'industrie; encore quelque temps, et son vaisseau

pavoisé aux riantes couleurs, enrichi de toutes les précieuses découvertes enfantées par le génie de l'homme,
entrera à pleines voiles dans l'Océan de l'harmonie,
et viendra enfin, poussé par des vents frais et réguliers,
après une traversée longue et pénible, il est vrai,
mais progressive et savante, jeter l'ancre de salut
devant la terre promise, qui lui fut annoncée par les
prophètes de toutes les époques. Courage donc! et que
toutes les intelligences se rallient et se confondent dans
une communion d'amour et de travail pour réaliser ce
beau rêve de l'avenir :

L'INSTALLATION DU PROGRÈS ET DU BONHEUR SUR
LA TERRE, QUI N'EST AUTRE CHOSE QUE LE RÉTABLIS-
SEMENT DU ROYAUME DE DIEU ET DE SA JUSTICE
PARTOUT ET POUR TOUS.

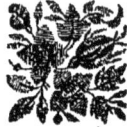

HISTORIQUE

DE

LA PROPAGANDE DE L'HOMOEOPATHIE.

> « La vérité marche et marche toujours,
> parce qu'elle est guidée par la puis-
> sance et la bonté de Dieu. »

On sait déjà que c'est la *Saxe* qui est le berceau de l'Homœopathie, c'est à Meissen, petite ville de cette province, que naquit le docteur HAHNEMANN, en 1755, et c'est de là qu'il répandit dans le monde savant le fruit de ses laborieuses investigations et de son immortelle découverte.

Grâce aux persécutions dont le fondateur de l'Homœopathie fut poursuivi, les diverses villes importantes de l'Allemagne le virent arriver et professer tour-à-tour dans leur sein, les préceptes de la réforme médicale : Hambourg, Torgau, Mersbourg, Francfort, Magdebourg, Prague, Vienne, etc., etc., le possédèrent, et devinrent de nouveaux foyers d'où sortaient de nombreux sectateurs et de savants praticiens.

Après les dix premières années de difficultés et de vexation de toute nature, les succès obtenus étaient si nombreux et si concluants, que les corps savants, seuls intéressés à repousser la vérité, ne furent plus crus sur parole, et les populations témoignaient hautement par leur bon accueil, des avantages précieux qu'elles avaient retirés de la médecine nouvelle ; dès lors les princes et les grands dignitaires de divers états accordèrent leur bienveillante et juste protection à des hommes qui rendaient partout de si éminents services. Ainsi, le duc d'Anhalt-Cœthen offrit dans ses états un asile au docteur HAHNEMANN, qui résida quinze années près de ce prince éclairé, et ne le quitta qu'en 1834, pour venir se fixer à Paris, où nous sommes heureux de le savoir entouré des hommages qu'il mérite et jouissant, à 88 ans, d'une santé admirable et de l'usage brillant et heureux de toutes ses facultés intellectuelles.

A Varsovie, le docteur Bigel, écrivain homœopathe distingué, jouit de la confiance d'un des frères de l'Empereur de Russie, et a beaucoup contribué à répandre dans les principales villes de ce vaste empire la Médecine nouvelle. Moscou, Pétersbourg, Cronstad, Riga et autres villes possèdent de nouveaux adeptes. Le docteur Jahr, auteur des meilleurs ouvrages pratiques sur l'Homœopathie, avant de venir se fixer à Paris, avait passé deux ans à Dusseldorf auprès de la princesse Frédérique de Prusse, nièce du roi actuel. Dans le Piémont, le roi a fait cesser les persécutions de ses propres médecins contre les homœopathes. A Naples, protection pleine et entière leur est accordée, et le docteur Horatiis dirige homœopatiquement son hôpital.

En 1841, l'Empereur d'Autriche, heureux de la guérison extraordinaire opérée sur la personne de son feld-maréchal, par le docteur HARTUNG, Médecin homœopathe militaire, a rendu un décret qui institue un service de cent lits dans l'hôpital Sainte-Elisabeth, à Vienne, desservi par le docteur Levy, Médecin homœopathe; *une chaire pour l'Homœopathie, à la Faculté de Médecine*, a été créée par le même décret et confiée aux savants docteurs WORM et NEHRER. [1]

---

1 L'ex roi de Hanovre, le vieux comte de Nassau, abandonné et condamné par les Allopathes, vient d'être miraculeusement guéri par l'Homœopathie. Le prince de Metternich ne doit son rétablissement qu'aux soins des docteurs Homœopathes qui l'assistent.

Le roi de Prusse a suivi, l'année dernière, à Berlin, une conduite aussi sage et éclairée.

Le Roi de Bavière, craignant les abus que la jalousie et la méchanceté pouvaient amener dans l'exercice de l'Homœopathie qu'il apprécie, en a défendu la pratique dans ses états, et a nommé une commission spéciale composée d'homœopathes, pour s'en occuper exclusivement; les plus grands succès ont répondu aux expériences, et avant peu, cette réforme va être introduite dans les universités et les hôpitaux de ce royaume.

Dans toute l'Italie, dans les états du Pape, en Sicile, dans les principales villes de ces contrées, l'Homœopathie a créé des hôpitaux et des dispensaires où accourent de toutes parts des malades attirés par des cures si étonnantes.

La Suisse ne pouvait échapper à la contagion de la réforme, Genève est immortalisée de nouveau par les travaux des docteurs Dufresne et Peschier, qui ont créé et entretenu jusqu'à ce jour la *Bibliothèque Homœopathique* de Genève, journal riche d'observations savantes, heureux et précieux guide de pratique pour tous les Médecins de la nouvelle école. Toutes les villes importantes de ce pays possèdent depuis longtemps des praticiens très-habiles dans la Médecine des semblables.

L'Angleterre n'est pas restée en arrière du progrès : Londres, Dublin, Glascow, Luthen, Manchester, Liverpool, etc., etc., comptent de nombreux partisans. Le docteur *Quin*, Médecin honoraire de Léopold, a ses clients dans la haute aristocratie de Londres, près de lui exercent avec le plus grand succès les docteurs Curie, Belluomini, Dunsford, etc., etc.

En Espagne, malgré la tourmente révolutionnaire qui bouleverse ce malheureux pays, la doctrine de HAHNEMANN y est savamment représentée et pratiquée à Madrid, Barcelonne, Ciudat-Rodrigo, Murcie, Valence, etc., etc.

Après avoir fait, comme on le voit, la conquête du vieux monde, du nord au midi, de l'est à l'ouest, car le docteur Peschier parle d'envois faits par lui de livres et de remèdes : dans le Caucase et en Perse, dans le Bengale, en Grèce, en Egypte et en Algérie, aux Antilles, etc., l'Homœopathie a traversé les mers et est allée s'implanter en Amérique par le zèle et les travaux admirables du savant docteur Hering, qui quitta l'Allemagne pour aller porter, en apôtre dévoué, les bienfaits de la réforme sur toutes les contrées du Nouveau-Monde ; grâce à ses généreux efforts, déjà les principales villes des deux Amériques possèdent des Médecins homœopathes qui exercent partout autour d'eux cette heureuse influence qui grossit si rapidement les rangs des hommes dévoués aux causes vraies et profitables sous tant de points de vue à l'humanité souffrante.

Enfin, au milieu de cet envahissement général, de cette propagande sur le globe entier, l'Homœopathie ne pouvait pénétrer en France avec de si nobles titres et de si belles recommandations sans être agréée des sommités savantes qui tiennent en mains les destinées des découvertes. En 1830, elle y était encore inconnue!! Et ce ne fut que deux ans après que le docteur comte Desguidi, inspecteur à l'Académie universitaire de Lyon, homme profondément instruit et recommandable, apporta, de retour de Naples, où sa femme mourante avait été sauvée par un homœopathe célèbre, les premiers éléments de cette intéressante réforme qui devait, deux ans plus tard, compter dans tout le royaume de nombreux et zélés partisans.

La ville de Lyon qui a donné le jour déjà à tant d'illustrations de tous genres, qui a enfin réhabilité et sauvé de l'oubli où elle l'avait plongé l'ouvrier qui a donné par son génie à la fabrique ces métiers à la JACQUARD, qui tissent et brodent les étoffes admirables que nous envie l'étranger, et qui font la richesse de cette ville; Lyon fut encore le berceau, en

France, de l'Homœopathie, et cette page de son histoire sera sûrement, avant peu, celle que les autres villes lui envieront le plus.

Depuis lors, nous pouvons le dire avec bonheur, l'Homœopathie est installée et pratiquée avec une supériorité complète dans toutes les villes importantes de France.

D'abord, à Paris, le docteur Samuel HAHNEMANN, le fondateur de cette réforme, est venu s'y fixer en 1834, et y tient toujours, à 88 ans, un cabinet fréquenté par des clients attirés de tous les pays vers cet homme extraordinaire et dont la vieillesse, si belle et si admirable, n'a altéré en rien les précieuses et riches facultés que Dieu lui a données avec une prodigalité si heureuse. Près de lui, nous remarquons en tête, les docteurs Jahr, Petroz, Croserio, Molin, Léon Simon, Trottemann, Hoffmann, Lafitte, Libert, Chartron, Laburthe, Calandra, Theisser, Francks, Chapuyau, etc.

Plusieurs dispensaires, établis dans divers quartiers, y reçoivent tous les jours des centaines de malades qui bénissent déjà les bienfaits de la doctrine nouvelle.

En province, nous avons à Lyon, les docteurs Desguidi, Rapou, Dessaix, Jouve, Tournier, Chazal, etc.

A Marseille : les docteurs Sollier, Chargé, Rampal, etc., etc.

A Montpellier : le docteur Dunal, doyen de la faculté des sciences, le professeur Risuéro d'Amador, qui enseigne en pleine chaire la nouvelle doctrine.

A Grenoble : le docteur et professeur Crépu, le docteur Juvin, etc., etc.

Enfin, nous avons des confrères à Toulouse, Toulon, Nismes, Limoges, Avignon, Valence, Saint-Etienne, Besançon, Dijon, Chartres, Bordeaux, Versailles, Rouen, le Hâvre, Lille, Nancy, Le Mans, Angers, etc.

Et qu'on sache bien, que les nombreux et savants Médecins que je viens de nommer, ainsi que ceux que j'ai omis, sont tous dignes, sous plusieurs titres, de la confiance et de la considération dont on les entoure, et que tous, déjà avancés en âge, n'ont quitté l'ancienne pratique qu'ils exerçaient avec autant de talent que ceux qui y brillent aujourd'hui, qu'après avoir été dégoûtés des erreurs d'une Médecine qui ne satisfaisait plus ni leur esprit ni leur cœur ; tous avaient acquis déjà une réputation méritée, et qui ne le cédait en rien à celle de leurs confrères, et jouissaient d'une fortune qui les mettait à l'abri de la calomnie et de l'injustice dont on les poursuit encore.

Certes, en face de pareils faits, qui osera ajouter encore quelque confiance aux sarcasmes dont on nous abreuve, et se laisser persuader, toujours par

les paroles intéressées des hommes de la vieille
école qui, froissés dans ce qu'ils ont de plus cher
et retenus par une douce et heureuse paresse dans
les errements du passé, crient de toute la force de
leurs poumons au charlatanisme et au ridicule, et
cherchent, par des moyens indignes de leur caractère
et du corps savant qu'ils représentent, à étouffer la
vérité, à la circonvenir, à fausser ses faits, à jeter
enfin sur elle toutes les calomnies que leur suscite un
intérêt sordide et une vanité sotte et orgueilleuse ?

Hélas ! pauvres frélons, ils auront beau faire, ils
mourront à la peine, et brûleront leurs ailes à l'incan-
descence de la lumière nouvelle, qui, MALGRÉ EUX,
se répand partout, parce qu'elle est d'une source
essentiellement juste et utile, et que, FAIBLES
PYGMÉES ! ils ne pourront jamais arrêter la vérité qui
marche et marche toujours, en triomphant des obstacles
qu'on lui oppose sans cesse, mais toujours en vain !

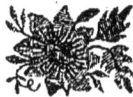

LE MAGNÉTISME ANIMAL

ET

L'HOMŒOPATHIE.

Aures habent, et non audient ;
Oculos habent, et non videbunt.
Ps. 113.

Depuis un demi-siècle, et surtout depuis vingt-cinq ans, l'esprit humain a reçu, en science et en philosophie, d'étonnantes leçons qui sont venues chaque fois protester avec énergie, et d'une manière solennelle, contre la légèreté avec laquelle il traite toujours les questions les plus graves et les plus intéressantes.

Chaque jour, la science enregistre des découvertes pour elle encore inexplicables, mais devant lesquelles elle est obligée de se prosterner en esclave soumise et vaincue. Les philosophes et les moralistes, dont les prédications ont été si stériles depuis 3,000 ans, n'osent plus se cabrer contre les novateurs qui viennent révéler aux sociétés agonisantes des lois et des maximes bien supérieures aux codes enseignés par la civilisation.

Quand Newton découvrit les lois sublimes de l'attraction qui préside aux mouvements *harmoniens* des corps planétaires, il ne se doutait pas, lui, si bien fait pourtant pour le pressentir, qu'une même loi attrayante, *harmonienne*, pouvait régir dans l'humanité les esprits, les intelligences et les cœurs avec cette même facilité et cette même sympathie qu'on trouve si admirables dans les corps matériels... Non : il ne s'en doutait pas, absorbé qu'il était dans sa recherche, et fort peu occupé de la désharmonie et des misères qui désolaient l'espèce humaine, loin de laquelle il vivait... Non : il ne pouvait y songer..... Son œuvre était assez grande déjà, et elle révélait tout entière celle de son successeur qui, en formulant, lui aussi, les lois *attrayantes* et *passionnelles* qui vont régir l'humanité, est venu ainsi compléter cette immense découverte, trop prématurée encore pour notre génération sceptique et égoïste, mais que les siècles à venir comprendront et observeront avec une conscience religieuse....

Ainsi vont les choses grandes et petites ; ainsi, partout et toujours, les uns sèment et les autres récoltent ;

ainsi, des vérités niées hier, sont reconnues aujour-
d'hui, et les princes de la science couronnés naguère,
seront déchus, surpassés et peut-être oubliés demain....

On le sait déjà : le magnétisme animal a parcouru
ces mêmes phases; comme toutes les idées qui ont
occupé l'esprit de l'homme, il a eu ses jours de deuil et
de fête, ses ennemis et ses partisans.

Confiné dans les temples, et pratiqué d'abord par les
philosophes et les prêtres aux temps primitifs de la
Grèce et de Rome, le magnétisme, dont on avait voulu
faire un art de divination et de *mystères*, s'est perdu
peu à peu par le discrédit qui l'entoura, et n'a reparu
que rarement, à des époques éloignées, comme pour
donner une preuve réelle de sa vérité et de sa puissance.

En 1784, les idées spiritualistes semblaient s'anéan-
tir sous les théories sceptiques et désespérantes du
matérialisme. La philosophie du XVIIIᵉ siècle portait
déjà ses fruits, faute d'assez d'abnégation et de science,
elle s'était faite athée, et bientôt la hache révolutionnaire vint tracer en lettres de sang, dans l'histoire de
cette époque, le triomphe désolant du matérialisme !

Mais Dieu, en nous laissant le libre arbitre, a voulu
que nos fautes nous fussent profitables, et c'est souvent
par elles qu'il nous donne de grands enseignements ;
son amour immense pour des êtres créés à son image

nous éclaire sans cesse, et souvent, par l'ineffable
bonté dont il nous entoure, il projette çà et là, dans
l'immensité des temps, des génies inspirés; rares
flambeaux dans la nuit des orages, qui doivent nous
guider dans le chaos, et nous ramener au bien, dont
l'esprit du mal tend trop souvent à nous éloigner....
Ainsi parut Mesmer, qui vint, par la puissance du
magnétisme, démontrer d'une manière évidente l'existence de quelque chose d'immatériel en nous, d'un
fluide, d'un éther, toujours repoussé par la science,
mais sans cesse renaissant et impossible à nier, quoique
aussi inexplicable et aussi extraordinaire que tous les
autres fluides reconnus cependant de toutes parts......
Ainsi, au moment où l'humanité râlait sous les coups
répétés d'une philosophie impie, Dieu, par l'organe
d'un nouveau prophète, permettait une seconde fois
encore sa rédemption, en projetant sur elle, par le
magnétisme, un rayon chaleureux et puissant de son
immuable divinité.

Sans retracer ici l'histoire du magnétisme, trop
connue et trop longue, il me suffira de dire que des
hommes savants et dignes de foi, ont, dans tous les
pays, propagé et répété les phénomènes nombreux,
inexplicables, de cet agent invisible, impondérable et
si puissant; malheureusement les corps savants, poussés

toujours par un mauvais génie, ont refusé de se livrer
à l'étude de ces phénomènes ; ils ont fait pour le magnétisme ce qu'ils avaient fait pour toutes les découvertes
nées hors de leur sein, ils ont nié et refusé de voir....
Mais comme si Dieu avait voulu aussi des hommes
nouveaux pour une chose aussi étonnante, ce n'est que
parmi les rangs ordinaires de la société, en dehors des
académies, que se sont trouvés des esprits simples et
vrais, forts et généreux, qui ont continué cette œuvre
si difficile, si ingrate, mais cependant si intéressante
et si utile.

Il est impossible de ne pas le reconnaître, nous
marchons en toutes choses vers une époque nouvelle,
nous sommes dans une crise qui nous mènera à un de
ces cataclysmes moraux qui doivent régénérer l'humanité en la dépouillant des erreurs qui l'ont éloignée trop
longtemps de l'esprit d'harmonie et de l'étude de notre
destinée ; assistons donc, nous, médecins réformateurs,
de sang froid et avec calme à cette nouvelle création ,
suivons le torrent des sciences, des innovations, sans
le dépasser, et méditons avec sagesse sur toutes les
grandes choses que nous verrons, sans apporter une
foi trop confiante, mais aussi, sans repousser jamais
tout ce que la faiblesse de notre intelligence ne nous
permettra pas de percevoir. Voyons tout, explorons

avec soin, expérimentons avec prudence et gardons-
nous bien de nier et de jeter le ridicule quelque part,
car ce serait sur nous-mêmes qu'il retomberait !!

Considéré sous le point de vue médical, le magnétisme animal paraît avoir sur l'économie une action à
peu près analogue à celle qu'exerce sur la vitalité orga-
nique les médicaments homœopathiques.

Les physiologistes savent que nous sommes tous
doués d'une force quelconque, innée, instinctive, qui
produit dans le corps une espèce d'animation, d'élec-
tricité, qui s'accélère ou se ralentit suivant mille impressions diverses, et qui, enfin, entretient, alimente
les fonctions de la vie; or, le fluide dégagé par le
magnétisme est une espèce de stimulant qui vient s'a-
jouter à la force vitale, naturelle, et lui imprime un
élan salutaire qui aide ainsi la nature à fonctionner plus
librement et avec plus de succès.

Comme on le voit, par le magnétisme, comme par
l'Homœopathie, on vient en aide à la nature, on ajoute
une force à la sienne, et on facilite ainsi les réactions
vitales.

Les traitements magnétiques, les expériences auxquelles j'ai assisté m'ont permis de reconnaître, avec
bien d'autres médecins :

1° L'existence réelle, incontestable du fluide magnétique.

2° L'action puissante de ce fluide sur l'économie, en tout semblable à celle des remèdes homœopathiques, c'est-à-dire produisant d'abord une amélioration des phénomènes, et déterminant presque toujours des symptômes analogues à la maladie que l'on traite, et souvent une aggravation réelle qui se tempère et est toujours suivie, comme en Homœopathie, aussi, d'une complète guérison.

3° Sous le rapport chirurgical, il est permis d'espérer qu'à l'aide du somnambulisme qu'on provoquera, chez certains malades, les opérations pourront être pratiquées sans douleurs, comme on en connaît déjà plusieurs exemples.

Quant à la question de lucidité des somnambules, à laquelle on attache une grande importance, je ne me permettrai pas de donner une opinion décisive et en dernier ressort, l'avenir jugera définitivement cette question encore neuve et peu étudiée.

Enfin, le magnétisme animal est décidément le frère de l'Homœopathie, ils se ressemblent par l'analogie de leur action, par leur côté spiritualiste, par les petites doses auxquelles ils s'administrent tous deux, et il est probable que dans quelques cas, sagement combinés par un Médecin prudent et habile, ils peuvent rendre à l'humanité et à la science d'éminents services. Mais il est à désirer, surtout pour la pratique du magnétisme animal, malheureusement tombée entre les mains du vulgaire, que la Médecine s'en empare exclusivement et en devienne le seul dépositaire responsable, en lui instituant des chaires d'enseignement et des salles d'hôpitaux où l'on puisse apprendre la méthode la plus rationnelle et la plus heureuse d'appliquer cette nouvelle ressource, si puissante et si digne de fixer désormais l'attention des hommes sages et avancés de notre époque.

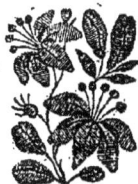

GUÉRISONS.

« En Médecine, comme au sanctuaire de la Justice,
il faut des faits et non des paroles. »   FODÉRÉ.

Avis. *J'ai besoin de dire ici, que si j'ai nommé les personnes qui font le sujet de ces observations, c'est qu'elles m'y ont pleinement autorisé, et qu'ensuite, je veux, avant tout, qu'on puisse s'informer de la véracité des faits avancés, n'ayant pas encore l'honueur et le désir d'être cru sur parole.*

OBSERVATIONS

DE QUELQUES GUÉRISONS REMARQUABLES PRISES AU HASARD DANS MES REGISTRES, OBTENUES A L'AIDE DE L'HOMOEOPATHIE, DEPUIS MON ARRIVÉE A NANTES, ET DONT LA DESCRIPTION ICI AURAIT DEMANDÉ PLUS DE DÉTAILS ET DE PRÉCISION, SI J'EUSSE ÉTÉ MOINS PRESSÉ.

———

> « En Médecine, comme au sanctuaire de la Justice,
> » il faut des faits et non des paroles. »   FODÉRÉ.

PREMIÈRE OBSERVATION.

Maladie névralgique de la tête.

Mme Magne, rue d'Orléans 12, âgée de 40 ans, brune et bien portante généralement, souffre *depuis neuf ans* de douleurs vives dans la partie droite de la tête, depuis l'œil jusqu'en arrière, douleurs avec battements et élancements si violents, que le désespoir s'empare d'elle souvent. Le moindre bruit aggrave son état, la lumière

10

est insupportable, le sommeil nul, les nuits se passent à souffrir. Ces accès revenaient trois ou quatre fois par semaine.

La malade attribue la cause de cette cruelle maladie à un violent chagrin que lui a causé la perte de sa fille unique.

Appelé en novembre 1842, pour la première fois, j'eus le bonheur de lui donner un remède qui, *du soir au lendemain*, fit disparaître pour longtemps ces affreuses douleurs, *traitées jusque là sans succès par tous les moyens conseillés dans l'ancienne Médecine.*

NOTA. Un grand nombre de maux de tête, de congestions de sang, de vertiges, ont été guéris de la même manière et presque aussi rapidement.

2ᵉ OBSERVATION.

Maladie de la langue, ulcération, etc.

Rollin Jean-Pierre, 35 ans, chargeur, demeurant quai de la Maison-Rouge, 1, se présente chez moi dans l'état suivant :

Sa langue est énorme, remplit la bouche et déborde, elle est traversée dans le milieu par un sillon profond, échancré, qui divise cet organe en deux parties, et qui laisse écouler une salive abondante, jaunâtre, qui sort latéralement des deux côtés de la bouche; de

nombreux ulcères profonds existent dans l'épaisseur
depuis le bout jusqu'au fond. Les gencives sont gonflées,
ulcérées également, et répandent une odeur infecte.

Le malade ne peut articuler un seul mot, la salive
l'inonde, il ne peut prendre que des bouillons, il souffre
toutes les nuits des douleurs atroces qui le mettent
comme un fou. A l'hôpital d'où il sort, on a cautérisé
avec le fer rouge ; après avoir inutilement employé
tous les remèdes pendant dix-huit mois, ce malheureux
désespéré vient se confier à moi.

Je traite ce malade par les médicaments que je lui
crois le plus utiles, et j'ai la satisfaction immense de
le voir presque guéri au bout de trois mois, d'une
maladie qui aurait amené l'amputation de la langue,
et plus tard la mort, comme je l'ai vu dans un cas
pareil à l'Hôtel-Dieu de Lyon.

3e OBSERVATION.

Maladies des yeux.

Une foule d'enfants, de jeunes personnes, sont
venus demander mes soins pour des inflammations
des yeux avec douleurs aigües, photophobie,
larmoiement, etc., et ont été radicalement guéris.
Plusieurs cas de cécité commençante ont été arrêtés
par les mêmes moyens.

C'est par la guérison d'une semblable maladie opérée sur un grand dignitaire de la cour d'Autriche, comme je l'ai dit, que l'Homœopathie a été installée par l'empereur dans la Faculté de Vienne.

Au sujet de l'affaiblissement de la vue, il est de mon devoir d'avertir ici les malades en général, que les saignées répétées, les sangsues, les frictions mercurielles, amènent une diminution rapide et constante de la vue, qu'il est toujours impossible de guérir.

J'ajouterai aussi, qu'il n'y a pas de méthode plus funeste que celle qui consiste à appliquer sur les yeux, des caustiques, pommades et des liquides corrosifs qui ne servent jamais qu'à dénaturer les maladies et à les rendre incurrables en perdant les organes. Je soigne dans ce moment un malade de la société, qui a été victime d'un pareil traitement, et dont l'œil perdu, dénaturé, devait être extirpé!

4e OBSERVATION.

Surdité.

François Rousseau, meûnier à Saint-Etienne-de-Mont-Luc, âgé de 20 ans, d'une constitution assez forte, se plaint d'un point de côté très-douloureux, au-dessous du sein gauche, suite d'une ancienne inflammation du poumon, et d'une surdité avec bourdonnements, sifflements des deux oreilles.

Traité par nos moyens, ce malade, qui avait épuisé sans succès une quantité de remèdes, a été guéri de la douleur de poitrine et en même temps de sa surdité.

M. Clouard, capitaine au long-cours, à Nantes, vient me consulter, en novembre 1842, pour diverses indispositions, et entr'autres pour une *surdité* commençante de l'oreille droite.

Sa guérison a été complète après deux mois *d'un traitement qui a amélioré* toute sa santé.

5ᵉ OBSERVATION.

Croup.

M. J. Richeux, de Saint-Jean-de-Boizeau, boucher, vint me chercher en août 1842, pour sa fille aînée, mourant du croup; la même maladie venait de lui enlever, dans la même semaine, deux enfants, un garçon fort et robuste, âgé de cinq ans, et un autre plus jeune, malgré tous les soins empressés et toute la science des médecins qui avaient été appelés.

Il ne lui restait plus que cette jeune fille, âgée de huit à neuf ans, et arrivée déjà à la dernière période de la maladie, c'est-à-dire après la formation de la fausse membrane et au début de l'asphyxie qui marchait rapidement.

Tous les moyens ordinaires : sangsues, vésicatoires, vomitifs avaient été employés et en vain ; la malade était condamnée!!

J'administrai les remèdes convenables à ce cas, tout en annonçant à la famille, qu'arrivée à ce degré, la maladie me paraissait incurable! Heureusement le succès couronna mes efforts, la membrane fut expectorée au milieu d'efforts et de quintes terribles, et le quatrième jour de mon traitement, la cure était complète!! M. le vicaire de Saint-Jean et d'autres personnes furent témoins de cette guérison remarquable.

Je ferai observer, au sujet de cette affreuse maladie, qui, malgré les secours les plus prompts, moissonne tant de victimes chaque année, qu'on ne saurait trop recommander aux parents la plus stricte attention sur l'espèce de toux qui débute toujours et annonce si bien le croup ; cette toux est creuse, rauque, elle arrive toujours la nuit, pendant le sommeil de l'enfant, le premier accès est violent et ne se répète que vingt-quatre heures après, la nuit encore. C'est là ce qui trompe les parents qui, voyant l'enfant très-bien après le premier accès, ne songent plus à la maladie terrible qui marche toujours et qui, après le deuxième accès, s'établit brusquement et enlève rapidement le malade.

Il y a un mois, mon second fils, âgé de 18 mois, gros

fort, d'une carnation fraîche et ferme, fut pris à trois fois différentes, la nuit, d'un accès de toux croupale que j'attaquai à l'instant même par le remède convenable et qui, chaque fois, fut sauvé comme par enchantement. Je suis bien convaincu que le croup se serait déclaré avec une violente intensité, si je n'avais pas eu le bonheur d'administrer de suite, au début même, le moyen qui nous réussit toujours.

Les Médecins, père de famille comme moi, oseront-ils douter encore de ma conviction et de ma foi dans la supériorité de notre doctrine, en me voyant l'employer exclusivement sur mon enfant, sur les miens, dans les maladies les plus graves!

Toutes les familles devraient posséder le remède que nous regardons comme préservant le mieux du croup, par la propriété énergique dont il est doué, d'arrêter au début l'inflammation du larynx, et d'empêcher ainsi la formation de la fausse membrane dont la présence amène toujours l'asphyxie et la mort; ce remède est l'*Aconit* en globules, à la 30ᵐᵉ dilution, et que l'on donne de suite après le premier accès, à la dose d'un globule sec, sur la langue, et qu'on repète le lendemain matin et chaque fois, après une quinte de toux. Ce médicament remplace la saignée, qui est aussi nuisible que les sangsues, arrête l'inflammation bien mieux qu'elles, et n'affaiblit jamais.

6ᵉ OBSERVATION.

Cardite, inflammation du cœur.

M. Saviot, officier supérieur retraité, demeurant à Saint-Jacques, n° 28, âgé de 55 ans, a été guéri déjà miraculeusement par le docteur Hoffmann, de rhumatismes goutteux qui avaient contourné ses jambes, et l'avaient mis dans l'impossibilité de marcher et le clouaient dans un fauteuil. A son arrivée à Nantes, où il demeure, il se confia à mes soins pour les diverses indispositions qui l'incommodaient, ne voulant plus d'autre médecine que celle qui lui avait rendu l'usage de ses membres.

Il était assez bien depuis son arrivée, quand, au mois de septembre, après un coup de froid, il fut pris d'une violente douleur au cœur, avec lancées, palpitations fréquentes , oppression jusqu'à la suffocation au moindre mouvement, altération profonde de la face, infiltration et bouffissure des mains et du visage, etc. Le cas me parut très-grave, et je craignais de ne pouvoir triompher de pareils symptômes aussi inquiétants.

Trois ou quatre doses de remèdes ont suffi en quatre semaines pour guérir ce malade qui n'a pas gardé le lit un seul jour, et qui jouit aujourd'hui d'une santé admirable.

Depuis mon séjour à Nantes, j'ai entendu parler de plusieurs maladies graves de ce genre, que les saignées et les frictions mercurielles ont rendu promptement mortelles.

7e OBSERVATION.

Maladie compliquée de la poitrine et de l'estomac.

Mlle Marie Blanchard, cuisinière chez Mme Lioreau, à Saint-Jacques, 27 ans, malade depuis *trois ans et demi* des suites d'une peur, éprouve de violents maux de tête continuels, avec vertiges, éblouissements aggravés tous les soirs, perte d'appétit, nausées, douleurs crampoïdes de l'estomac à jeun et après le moindre aliment, qui est de suite rejeté avec de violents efforts; vomissements fréquents de sang et de bile, coliques, chaleur intense dans le ventre, constipation opiniâtre, urines rouges et douloureuses, etc., etc., suppression des règles, leucorrhée abondante, toux fréquente, sèche, quelques crachats sanguins, douleurs lancinantes dans la poitrine, sensation de faiblesse dans le dos, sueur le matin sur le devant de la poitrine, insomnie, amaigrissement rapide et continuel.

Caractère doux, concentré, chagrins profonds causés par la maladie aggravée par tous les traitements suivis avant de me consulter.

Guérison complète en moins d'un an.

On ne saurait s'imaginer la quantité de dérangements des fonctions digestives, de gastrites, de vomissements, de coliques, etc., que j'ai guéris par nos procédés.

8ᵉ OBSERVATION.

Affection chronique depuis quatorze ans, de l'estomac, du foie et des intestins; guérison complète en six mois !

Je ne crois pas devoir mieux faire que de mettre ici la lettre que le mari de la malade a adressée à plusieurs journaux, et qu'aucun deux n'a voulu insérer, crainte de soulever contre eux la haine et l'influence des allopathes irrités.

Monsieur le rédacteur,

La reconnaissance me fait un devoir de signaler au public la guérison radicale et prompte, que M. le docteur Perrussel, Médecin homœopathe à Nantes, vient d'opérer sur ma femme.

Depuis *quatorze ans*, elle était affectée d'une fièvre nerveuse générale, de spasmes, vertiges, etc., de dérangements dans les digestions, de vomissements fréquents d'aliments et de glaires, avec tranchées, diarrhées, agitation, insomnie et amaigrissement, etc.

Plusieurs Médecins en réputation de notre ville n'avaient pu guérir ma femme qui, aujourd'hui, a retrouvé sa fraîcheur, se porte très-bien, fait toutes ses fonctions, et a repris à son comptoir les anciennes occupations qu'elle croyait bien ne pouvoir plus remplir.

Je compte, Monsieur, sur votre impartialité et votre amour du vrai pour l'insertion de ma lettre.

Agréez, etc.   Signé, B^te LEFÈVRE,

boulanger, en Grand-Biesse.

Je citerai ici une belle cure dans ce genre, que j'ai opérée avec un succès aussi complet, c'est celle de M. Guilbaud, capitaine au long-cours, et connu de tout le commerce de notre ville.

Ce malade était atteint d'une jaunisse très-intense, d'une inflammation chronique de l'estomac avec vomissements violents et fréquents accompagnés des efforts les plus douloureux, les souffrances crampoïdes étaient si atroces que le malade me dit un jour que s'il avait une arme il se détruirait à l'instant; il y avait perte d'appétit, altération de la face, dépérissement, et plusieurs Médecins avaient porté un pronostic défavorable.

Cette cure admirable fut opérée assez rapidement et sans rechute.

9e OBSERVATION.

Maladie de poitrine, inflammation chronique d'un poumon, toux fréquente et douloureuse, crachats de sang abondants, fièvre continuelle, dépérissement rapide..... gravité extrême, danger, d'après l'aveu des Médecins consultés par la famille.

M. Benjamin Coquebert fils, âgé de 17 ans, ayant beaucoup grandi depuis deux à trois ans, pâle et amaigri;.... par suite d'un coup de froid *dans l'eau*, est affecté depuis plusieurs mois en 1842, d'une maladie grave de la poitrine pour laquelle on n'espérait plus rien de la médecine ordinaire.

Des saignées, sangsues, tisanes, potions, etc., un cautère même, tout avait été employé sans succès, et la maladie, aggravée sans doute par un traitement aussi contraire, donnait à tous de sérieuses inquiétudes.

La dernière crise avec crachements de sang avait été si forte, qu'un des Médecins, convaincu du danger que courait le malade, avertit la famille, et fit entendre que la guérison devenait impossible, et *qu'il fallait se résigner à ce que l'on ne pouvait empêcher!!*

C'est alors, août 1842, que la famille me fit appeler, car ce n'est jamais au début des maladies qu'on s'adresse à l'Homœopathie, ce n'est toujours qu'après les traite-ments infructueux et souvent si funestes des *Allopathes* et lorsqu'ils ont déclaré leur impuissance à guérir.

Je traitai ce malade avec les soins qu'exigeait sa position aussi critique, je donnai les remèdes convenables, je changeai son régime trop affaiblissant, et j'eus la satisfaction extrême de voir la guérison arriver si rapidement, qu'au bout de six semaines il n'y avait plus de danger, et qu'après trois mois de traitement la cure était complète !!

Aujourd'hui, avril 1843, le malade, plein de force et de santé, qui avait cessé ses études, est rentré au collége pour les continuer.

10e OBSERVATION.

Maladies chirurgicales

M. J. Déroc, 33 ans, garde-champêtre de la commune de Saint-Sébastien (Loire-Inférieure), brun, teint coloré et vigoureux, n'ayant jamais été malade, est affecté, depuis plusieurs années, d'une humeur blanche du coude gauche, qui a fini par envahir tout l'avant-bras et se présente, au jour de sa visite chez moi, avec une complication d'ulcères profonds, fistuleux, garnissant tout l'avant-bras, qui avait acquis le volume de la cuisse; la sonde d'argent introduite dans la plaie pénètre jusqu'aux os qu'elle perfore assez facilement; l'articulation du coude est ankilosée et ne permet aucun mouvement à l'avant-bras, qui est tenu contre la poitrine dans une flexion forcée.

Ce malade souffrait des douleurs atroces, passait des nuits sans sommeil et au milieu des plus cruelles angoisses, l'appétit avait disparu et toutes les fonctions du corps étaient troublées.

Plusieurs chirurgiens de Nantes, après de longs traitements, avaient fini par proposer *l'amputation* du bras, à laquelle le malade, désespéré, s'était tout-à-fait résigné, quand un marinier, que j'avais guéri d'une fistule, l'amena chez moi.

Ce malade a suivi pendant plus d'un an le traitement que j'ai jugé convenable à sa maladie, et, aujourd'hui, la guérison du bras est complète, au point de permettre au malade de reprendre son service et les chasses à cheval qui se présentent dans les environs.

11ᵉ OBSERVATION.

Carie.

M. J. Guillet, de Château-Thébaud, âgé de 32 ans, laboureur, m'est envoyé par M. Perthuis, propriétaire dans la commune, soulagé par moi d'un asthme chronique.

Ce malade est affecté à l'angle mentonnier du maxillaire inférieure, d'un ulcère fistuleux, avec carie et supuration infecte et abondante, accompagnée de douleurs atroces, incisives, lancinantes dans toute la longueur des branches de l'os et surtout violentes la nuit et par le mauvais temps.

L'ablation de la portion de l'os carié, avait été proposée au malade comme seul remède en pareil cas.

En moins de trois mois, la guérison fut entièrement réalisée.

12ᵉ OBSERVATION.

Carie, Ulcères mercuriels.

M. J. Tessier, scieur de long, 36 ans, blond et lymphatique, quai de l'Hôpital, 1.

Est affecté, *depuis dix-huit mois*, d'ulcères fistuleux livides, bleuâtres sur le trajet du radius, et d'un gonflement chronique avec carie aux deux os de l'avant-bras gauche.

Traité, sans succès, par plusieurs Médecins avec *l'onguent mercuriel*, en frictions, ce malade ressent une foule de symptômes qu'il nous est facile toujours de reconnaître, et qui étaient l'effet *des remèdes contraires* qu'il avait pris; les douleurs, la nuit, étaient atroces, la salivation, l'état des gencives, le gonflement des glandes de l'aine, etc., etc., tout dénotait enfin un *empoisonnement mercuriel* dont il était la victime.

Mon premier soin fut de faire panser les plaies avec de l'eau tiède, de couvrir avec des cataplasmes anodins, et d'administrer de suite , pour remèdes , des *antidotes du mercure* dont on avait fait un usage si contraire à son état.

Au bout de *quinze jours*, l'amélioration était extrême, et déjà ce malheureux, père d'une pauvre famille qu'il soutenait seul avec son travail interrompu par ses souffrances, avait repris son état, et la cinquième semaine la guérison était presque achevée!!

Il m'a donc suffi pour guérir ce malade de détruire par des remèdes convenables, antidotes, ceux qu'on lui avait administrés à contre sens, à des doses trop fortes et qui avaient produit en partie tout le mal.

Que les entêtés réfléchissent un peu sur ces faits, et qu'ils continuent, s'ils l'osent, à nier la supériorité d'une Médecine, qui ramène à la santé des malades perdus, abandonnés par les sommités de la Médecine; qui guérit des bras et des jambes, que des chirurgiens habiles, dont nous respectons le mérite, devaient amputer! Une médecine qui au lieu de torturer les malades par des instruments, des cautères et des remèdes dégouttants et en si grand nombre qu'ils ruinent à la fois leur santé et leur bourse [1], leur apporte

---

[1] Il y a des Médecins allopathes dont les visites se montent de 10 à 15 francs par la quantité de remèdes hétérogènes, saugrenus, qu'ils administrent!!! Encore s'ils guérissaient...

en parallèle des moyens si simples et à si *petites doses*
qu'on va jusqu'à nier leur puissance, *leur existence*
même, au point de n'attribuer nos cures admirables
qu'au régime et à l'imagination.

13e OBSERVATION.

Gonflement hydropique de l'articulation du pied droit.

P. Laurent, de Saint-Julien-de-Concelles, marinier
fort et robuste, arrive chez moi, porté sur le dos d'un
camarade, et se plaint :

D'un gonflement volumineux de l'articulation du pied
droit, blanchâtre, fluctuant, très-douloureux, avec
impossibilité de remuer le pied et de le poser à terre;
les douleurs sont lancinantes, plus vives au mouvement
et soulagées au repos et à la chaleur; santé du reste
assez bonne, à part quelques malaises.

Un chirurgien de haute réputation, justement acquise
à Nantes, avait proposé d'appliquer le fer rouge pour
tout remède.

Le malade, interrogé, m'annonce qu'il avait eu, deux
mois avant, un écoulement blennorrhagique qu'il a
coupé, et qu'il croit avoir mal traité.

Mis sur la voie de la nature et de la cause de la
maladie, je traite le malade et le guéris complètement
en six semaines.

11

14ᵉ OBSERVATION.

Goutte.

Plusieurs cas de goutte récente au gros orteil avec gonflement du coude-pied, rougeur, tension, douleurs aigües très-vives, malaises généraux, fièvre, etc., ont été guéris avec le plus grand succès à l'aide d'un seul remède.

Je pourrais citer ici plusieurs personnes, dans la noblesse et dans le commerce, qui ont été guéries ainsi.

Le docteur Gardey, mon confrère à Nantes, pris pour la première fois d'un accès, à 68 ans, l'an dernier, et souffrant déjà depuis deux jours, ne se doutant pas qu'il avait à faire à une goutte, se traitait pour une contusion, une entorse, et sans le moindre soulagement ; je le visitai alors, et je reconnus un violent accès de goutte, qui disparut en vingt-quatre heures et sans récidive jusqu'à ce jour, sitôt l'application faite du remède convenable.

Il ne faut pas pour cela se figurer que les goutteux chroniques, qui ont abusé des eaux de Vichy, pourront se guérir aussi facilement. Hélas ! non, on les soulagera, on empêchera le mal d'augmenter et de devenir mortel, mais il faudra beaucoup de temps pour les guérir, si on y arrive.

15ᵉ OBSERVATION.

MALADIE DE PEAU.

Affection dartreuse, Lichénoïde sur tout le corps, Lèpre.

Jean Grenneval, âgé de douze ans, ouvrier cordier, demeurant à Launay, chez M. Potier, est atteint depuis sa première enfance, d'une maladie de peau qui couvre tout son corps, et, caractérisée par des pustules ichoreuses avec croûtes épaisses, bosselées, verdâtres, par plaques, surtout aux bras, aux cuisses, au ventre, au visage, avec violent prurit et écoulement d'un pus dégoûtant. Ce malheureux enfant appartenant à une famille pauvre, et n'ayant pu être admis dans un hôpital où ces maladies ne sont pas reçues, avait été abandonné aux seules ressources de la nature, et n'avait subi aucun traitement pendant dix à douze ans, lorsqu'il me fut présenté à mon dispensaire, en 1840.

Je ne raconterai pas les phases diverses de ce traitement, qui fut très-intéressant pour les Médecins qui suivaient ma pratique, je dirai seulement qu'au bout de six mois, les croûtes tombaient plus souvent et se renouvellaient moins épaisses, et qu'au bout de *dix-huit mois*, il était en pleine voie de guérison.

NOTA. On se figure dans le monde qu'une maladie de peau peut être guérie rapidement, et on ne se doute pas que pour guérir *un bouton* et surtout pour qu'il ne *se rejette* pas sur d'autres parties , *il faut guérir avant, tout le corps,* c'est-à-dire *détruire le principe* de la maladie, et pour cela, il faut du temps et beaucoup de temps, mais enfin on guérit , et nos malades ne meurent pas phtysiques ou idiots, comme on le voit trop souvent par les traitements ordinaires.

16e OBSERVATION.

Suites de couche , Métrorrhagie , Anémie , Infiltration générale , Toux convulsive, Fièvre intermittente, grave danger de mort. — Abandonnée des Médecins.

En juillet 1841, je fus appelé à Indret, auprès de Mme Dugas, femme d'un ouvrier contre-maître à l'établissement, pour sauver, s'il était possible , cette jeune femme arrivée au dernier degré d'une maladie des plus graves, et dont on attendait le terme fatal depuis plusieurs jours!

Je trouvai près de la malade M. le Docteur Pichon , Chirurgien-Major, attaché à l'établissement, et qui eut la bonté de m'éclairer sur la marche de la maladie et sur le nombre effrayant et les doses énormes de remèdes qui avaient été administrés. Après avoir fini son récit, aussi vrai que consciencieux, ce Médecin me dit qu'il pensait bien qu'elle mourrait avant quarante-huit heures, et me pria, pour diminuer la responsabilité qui pesait sur lui seul, de donner quelques remèdes et de soulager ainsi le moral de la malade, m'avouant que la mort était imminente, et que rien au monde ne pouvait la sauver.

Je me rendis au jugement porté sur le cas par le Docteur, je consentis à partager sa responsabilité et je parlai d'Homœopathie comme la seule chance de salut qui restait à la famille.

Dieu sait comment cette opinion fut accueillie quoiqu'il n'y eut, toutefois, que formes polies et courtoises de la part du Docteur; toujours est-il, qu'il m'assura de croire à cette doctrine, si je guérissais semblable maladie jugée mortelle à ce degré, et même de se convertir tout-à-fait à cette réforme.

Je ne pouvais rien assurer, rien promettre, parce que cette méthode ne peut convenir au Médecin qui se respecte, et qui respecte sa science et sa profession. Mais je donnais des espérances, j'employais divers remèdes qui agirent tous si bien, si miraculeusement, que le mieux fit chaque jour des progrès rapides, et, qui le croira, au bout de quatre mois, la malade, jeune femme de 25 ans, était entièrement guérie et faisait alors, comme aujourd'hui, l'admiration de toutes les personnes de l'établissement.

Le Docteur allopathe en fut stupéfié, et resta allopathe comme devant.

17ᵉ OBSERVATION.

Vallet, ce 20 mars 1843.

Depuis plus de deux mois, j'étais retenu au lit, au repos, par une *maladie grave du genou droit, caractérisée par un gonflement blanc, une espèce d'hydropisie, avec douleurs atroces, au moindre mouvement, etc., etc.*

Les Médecins m'avaient conseillé plusieurs remèdes qui n'avaient rien changé à ma triste position; je me désespérais chaque jour d'avantage en face d'une maladie qui menaçait de me rendre infirme et de me retenir au lit pour long-temps dans la fièvre et dans l'amaigrissement.

On me parla de vos nombreux succès, je vous priai donc de me visiter, et je suis heureux de pouvoir aujourd'hui proclamer le service immense que vous m'avez rendu en me guérissant d'une manière aussi prompte, aussi douce et aussi complète.

Croyez, M. le Docteur, à mon éternelle reconnaissance, et comptez sur le dévouement de votre très-humble et dévoué serviteur, GABORIAU,

Instituteur communal à Vallet
(Loire-Inférieure).

18ᵉ OBSERVATION,

Fièvre Typhoïde.

P. Audouare, demeurant à la Verdure, chez M. Robert, ouvrier charpentier, âgé de 26 ans, d'un tempérament lymphatique nerveux, était traité depuis douze jours par les Médecins allopathes qui, après avoir employé tous leurs moyens, le déclarèrent perdu. Un cousin-germain du malade, Médecin dans notre ville, appelé près de lui, le trouva également sans ressources, et conseilla de le faire transporter à l'Hospice.

Le maître de ce malheureux ouvrier, peiné de son état, et faisant le plus grand cas de ce malade, ne pouvait se décider à le regarder comme perdu, il désira le retenir chez lui et le soigner jusqu'à son dernier moment; conseillé par un ami qui avait eu recours à l'Homœopathie, et qui s'en était bien trouvé, il vint me prier d'aller le voir.

Je le visitai, le trouvai très-mal, le condamnai aussi, et me désespérai d'être appelé si tard; j'administrai de suite un remède, et retournai le voir le lendemain, avec trois confrères convertis à notre doctrine; tous furent aussi étonnés que moi, du changement extraordinaire si favorablement survenu dans la nuit.

Je continuai mon traitement, et au bout de huit jours, ce malade marchait à une guérison rapide, qui est venue donner un démenti formel aux procédés anciens tant vantés par les princes de la science.

Je ne puis résister au besoin de mentionner en même temps, ici, un succès inouï obtenu, l'été passé' dans notre bonne ville de Nantes, et en face de nos sommités respectables :

Dans une pension de jeunes gens, cinq enfants tombent frappés, la même semaine, d'une maladie typhoïde,

Trois sont traités par les allopathes, en ville, et MEURENT.

Deux me sont confiés, et GUÉRISSENT !

Que les beaux esprits raisonnent, plaisantent et continuent leurs éternelles dénégations, les faits sont là tout palpitants de leur vérité désespérante pour les incrédules et les *conservateurs-bornes* en Médecine.

La pension est celle de M. Giron, rue d'Alger ; et une des victimes, était fils de ce M. Giron; les deux enfants sauvés, par moi, sont les fils de M. De Kersabiec.

Certes, voilà j'espère des guérisons admirables et obtenues dans une maladie regardée par les médecins de toutes les écoles comme presque toujours incurable.

Pourra-t-on hésiter encore entre l'ancienne pratique, qui *se déclare impuissante*, et la nouvelle, qui guérit avec des remèdes si *doux*, si *simples* et *à si petites doses* qu'on n'y croit pas! Viendra-t-on nous dire encore, comme certains médecins osent le répéter, que nous n'employons que *les poisons les plus subtils*. Dernièrement, dans un salon, on m'assurait que le premier chirurgien de Nantes renchérissant sur ses confrères, le disait à qui voulait l'entendre. Je ne puis me décider à croire à un pareil langage *de la part d'un homme* de *mérite* et *d'honneur* qui doit savoir que nous n'avons pas D'AUTRES REMÈDES QUE LES SIENS, seulement, qu'ils sont préparés tout autrement; et je le prierai de me dire pourquoi leurs *poisons* ne guérissent pas donnés à *fortes doses*, tandis que les nôtres guérissent tous les jours, même leurs insuccès, avec des doses *infinitésimales*, et qu'il a lui-même appelées ridicules, il y a six mois.

L'esprit de parti et la mauvaise foi aveuglent tellement certains hommes, qu'ils ne s'aperçoivent vraiment plus que les armes dont ils se servent dans une critique faite avec partialité et injustice, se retournent toujours contre eux.

J'aurais pu certainement citer un bien plus grand nombre de cures opérées dans une clientelle qui se monte jusqu'à ce jour à plus de *deux mille* malades, visités par moi en deux années ; mais j'ai pensé que celles-ci suffiraient au-delà pour donner une idée assez exacte du bien immense qu'on peut réaliser avec une pareille Médecine, et des services de toute nature qu'on rendrait à l'humanité, si elle était enfin pratiquée dans les hôpitaux de France, comme elle l'est déjà dans certaines contrées de l'Europe moins avancées que nous, cependant, mais plus sages et plus justes. [1]

[1] L'administration des hospices de Lyon a décidé, dans sa sagesse, qu'en raison de l'impuissance déclinée par l'Allopathie à guérir l'hydrophobie ou la rage, le traitement en serait désormais confié à l'Homœopathie. Le docteur Chapeau, médecin de l'Hôtel-Dieu, a, dit-on, été destitué pour s'être opposé avec trop de véhémence à cette mesure toute paternelle.

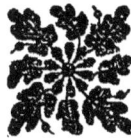

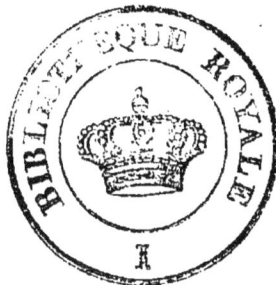

TABLE.

www.ingramcontent.com/pod-product-compliance
Lightning Source LLC
Chambersburg PA
CBHW072355200326
41519CB00015B/3770